Tina Eisenrauch

Die Anrede in Organisationen des Gesundheitswesens

Wie kann sich die firmeninterne Anrede Du auf das Verhalten von Mitarbeiter und Führungskräften im Gesundheitswesen auswirken?

Tina Eisenrauch

# Die Anrede in Organisationen des Gesundheitswesens

**Wie kann sich die firmeninterne Anrede Du auf das Verhalten von Mitarbeiter und Führungskräften im Gesundheitswesen auswirken?**

GRIN Verlag

Bibliografische Information der Deutschen Nationalbibliothek: Die Deutsche Bibliothek verzeichnet diese Publikation in der Deutschen Nationalbibliografie; detaillierte bibliografische Daten sind im Internet über http://dnb.d-nb.de/ abrufbar.

1. Auflage 2012
Copyright © 2012 GRIN Verlag GmbH
http://www.grin.com
Druck und Bindung: Books on Demand GmbH, Norderstedt Germany
ISBN 978-3-656-16481-4

Evangelische Hochschule für angewandte Wissenschaften –

Evangelische Fachhochschule Nürnberg

Fakultät für Gesundheit und Pflege

Gesundheits- und Pflegepädagogik

Bachelorarbeit

zur Erlangung des akademischen Grades

Bachelor of Arts B.A.

# Die Anrede in Organisationen des Gesundheitswesens

Wie kann sich die firmeninterne Anrede *Du* auf das Verhalten von Mitarbeitern und

Führungskräften im Gesundheitswesen auswirken?

Tina Eisenrauch

Abgabetermin:

# Inhaltsverzeichnis

*I   Abbildungsverzeichnis*

*II  Abkürzungsverzeichnis*

0  Abstract..................................................................................................... 1

1  Einleitung.................................................................................................. 2

2  Die Anrede................................................................................................ 4

    2.1       Definitionen und Abgrenzungen zur Anrede.................................... 4

    2.2       Geschichtliche Entwicklung des Duzens und Siezens.................... 5

    2.3       Verwendung des *Du* und *Sie* im heutigen Sprachgebrauch............. 9

3  Explorative Experteninterviews zum Duzen in Unternehmen...................... 14

    3.1       Begriffsbestimmung – Exploratives Experteninterview................... 14

    3.2       Beschreibung der Experten und Begründung der Auswahl............. 15

    3.3       Das leitfadengestützte Interview als Forschungsinstrument............ 16

4  Auswertung und Ergebnisse der Experteninterviews.................................. 19

    4.1       Auswertung der Interviews – 1. Analyse......................................... 19

        4.1.1      Begriffsbestimmungen der Kategorien aus den Interviews........ 20

        4.1.2      Zusammenfassung der 1. Analyse............................................. 22

    4.2       Auswertung der Interviews nach Yamashita – 2. Analyse............... 23

        4.2.1      Begriffsbestimmungen der Emotionen nach Yamashita............ 26

        4.2.2      Zusammenfassung der 2. Analyse............................................. 29

    4.3       Auswirkungen des Duzens auf Mitglieder von Organisationen im Gesundheitswesen....................................................................... 30

5  Mögliche Auswirkungen des *Du* im Arbeitsalltag und ihre Folgen............. 33

    5.1       Die Kommunikation....................................................................... 33

    5.2       Das Vertrauen bzw. die Vertrautheit.............................................. 36

| | | |
|---|---|---|
| 5.3 | Das Erleben von Hierarchien | 38 |
| 5.4 | Die Kollegialität | 39 |
| 5.5 | Die Solidarität | 40 |
| 5.6 | Achtung & Respekt | 42 |
| 5.7 | Die Höflichkeit | 43 |
| 5.8 | Die Freundlichkeit | 44 |
| 5.9 | Das Betriebsklima bzw. Arbeitsklima | 45 |
| 5.10 | Beziehungen | 46 |
| | | |
| 6 | Schlussbetrachtungen | 48 |
| 6.1 | Diskussion der Arbeit | 49 |
| 6.2 | Ausblick | 50 |

*III Quellenverzeichnis*

*IV Anhang*

# *I Abbildungsverzeichnis*

Abb. 1): Geschichtlicher Überblick............................................................. 6

Abb. 2): Bedeutungsmöglichkeiten des Du & Sie.................................... 11

Abb. 3): Bedeutungsmöglichkeiten des Du & Sie; modifizierte Darstellung.......... 24

Abb. 4): Ergebnisse beider Analysen....................................................... 31

# II Abkürzungsverzeichnis

| | |
|---|---|
| GL | Geschäftsleitung |
| LP | Leitungspositionen/en |
| MA | Mitarbeiter |
| PDL | Pflegedienstleitung/en |
| FK | Führungskraft/Führungskräfte |
| PK | Pflegekraft/Pflegekräfte |

# 0 Abstract

Diese Arbeit befasst sich mit dem Thema der firmeninternen Anrede *Du* innerhalb von Organisationen im Gesundheitswesen. Sie zeigt auf, wie sich das Duzen auf das Verhalten von Mitarbeitern und Führungskräften auswirken kann.

Da es zu diesem Thema keine aktuellen wissenschaftlichen Studien gibt, wird die erste Phase der Forschung mittels explorativer Experteninterviews und durch eine Analyse derer durchgeführt. Eine weitere Analyse der Interviewmitschriften wird mit den Kategorien aus einer empirischen Untersuchung zur Anrede von Yamashita aus dem Jahr 1991 vorgenommen. Sie soll aufzeigen, ob die damals gewonnenen Erkenntnisse auf die heutige Zeit übertragbar sind und ob diese auch für Unternehmen im Gesundheitswesen gelten.

Die Ergebnisse beider Analysen bilden die Basis für eine Literaturrecherche als zweite Phase dieser Arbeit, mit deren Hilfe ich darstellen will, wie das *Du* das Verhalten der Mitarbeiter und Führungskräfte im Alltagsleben beeinflussen kann.

Ziel ist es, vor allem die Führungskräfte im Gesundheitswesen für mögliche Auswirkungen des Duzens im Arbeitsleben zu sensibilisieren, denn die Ergebnisse der Arbeit zeigen, dass die Anrede im Singular direkte wie indirekte Auswirkungen auf das Betriebsklima hat.

1 Einleitung

Persönliche Erlebnisse waren der ausschlaggebende Punkt dafür, mich dem oben genannten Thema zu widmen.

Im Zuge meines Studiums der Pflegepädagogik war es nötig, eine Lehrprobe an einer Gesundheits- und Krankenpflegeschule zu halten. Mir waren die Schüler vorher nicht bekannt und das Bestehen der Prüfung galt als Voraussetzung dafür, zum Praxissemester zugelassen zu werden. Außerdem war es das erste Mal, dass ich Schüler unterrichten sollte. Die Frage ob ich die Auszubildenden Duzen oder Siezen sollte stellte sich für mich in dieser Situation nicht. Mir war klar, dass ich das *Du* verwenden werde und ich auch von ihnen geduzt werden will.

Zu Beginn des Unterrichts äußerte ich diesen Wunsch den Schülern gegenüber, welchen sie meines Erachtens bereitwillig erfüllten. Dennoch war es den Anwesenden nicht möglich, mich während der Unterrichtsgespräche zurückzuduzen. Sie verwendeten mir gegenüber ganz selbstverständlich das *Sie*. Meine Professorin machte mich damals auf diesen Umstand aufmerksam, was mich erstmals zu einem bewussten Nachdenken über die Wahl der Anredeform brachte.

Zudem kam, dass ich während meines Studiums in einem Unternehmen angestellt war, in dem die allgemeine Anrede das *Du* war. Ich sah mich plötzlich damit konfrontiert meine Vorgesetzen zu Duzen, was mir widerstrebte. Jetzt befand ich mich wohl in der Situation meiner Schüler, wenn ich an die Lehrprobe zurück denke. Diese in mir ausgelösten ambivalenten Gefühle, die die singuläre Anredeform in bestimmten Situationen mit sich brachte, machten mich neugierig. Besonders wenn ich an die berufliche Zusammenarbeit dachte. Warum sollte das *Du* dabei von Vorteil sein? Welche Auswirkungen kann es auf den Einzelnen haben?

Mit dieser Arbeit möchte ich folgende Frage beantworten:

„Wie kann sich die firmeninterne Anrede *Du* auf das Verhalten von Mitarbeitern (MA) und Führungskräften (FK) im Gesundheitswesen auswirken?"

Meine Arbeit gliedert sich in vier Teilbereiche. Der erste Teil führt in das Thema der Anrede aus dem sprachwissenschaftlichen Fachbereich ein, um die Bedeutung der Anredepronomen für den allgemeinen Sprachgebrauch nachvollziehbar zu machen. Der darauf folgende Abschnitt zeigt auf, mit welcher Forschungsmethode gearbeitet und wie diese angewendet wurde. Im dritten Teil der Arbeit werde ich ausführlich auf die Ergebnisgewinnung eingehen und an dessen Ende die Resultate zusammenfassend darstellen.

Wie die Ergebnisse im realen Arbeitsleben beim MA und FK zum Ausdruck kommen können, ist im letzten Abschnitt aufgeführt. Dabei wende ich eine umfangreiche Literaturrecherche zu den Ergebnissen aus den Experteninterviews an.

Letztlich soll es durch die Beantwortung der Forschungsfrage vor allem für Führungskräfte möglich werden, sich die Vorzüge des Duzens vor Augen zu führen, aber auch eventuelle Risiken bzw. Begleiterscheinungen und Konsequenzen dieser Anredeform gegen ihre Vorteile abwägen, bzw. diese einschätzen zu können. Die Ergebnisse dieser Arbeit sollen ihnen die Möglichkeit geben, adäquater mit der Anredeform des *Du* im Führungsverhalten umgehen zu können.

## 2 Die Anrede

Um eine Basis für diese Arbeit zu schaffen, möchte ich in diesem Kapitel einige grundlegende Begriffe der Linguistik zum Thema der Anrede vorstellen. Anschließend werde ich einen groben Überblick über die historische Entwicklung der Anredepronomen geben und insbesondere auf deren heutige Funktion im allgemeinen Sprachgebrauch hinweisen.

### 2.1. Definitionen und Abgrenzungen zur Anrede

Die wissenschaftliche Terminologie der Anrede in dieser Arbeit stützt sich auf das Werk „Anredeforschung" von Braun, Kohz und Schubert. Nach ihnen ist die Anrede die *„sprachliche Bezugnahme eines Sprechers auf seinen oder seine Gesprächspartner."*[1]

Weiter wird der Begriff der Anrede von dem der Anredeform abgegrenzt. Diese beinhaltet *„Wörter und Wendungen, die der Anrede dienen."*[2] Die Anredeform lässt sich in drei verschiedene Wortklassen aufteilen: 1. in die der Anredepronomen, 2. in die der Verbform der Anrede und 3. in die der Anredenomen.[3]

Die erste Wortklasse der Anredepronomen sind *„Pronomen, die sich auf den Gesprächspartner beziehen."*[4] Im Deutschen sind dies die Fürwörter *Du, Ihr* und *Sie.*[5] Von weiteren Unterscheidungen der Anredepronomen nach grammatischen Personen möchte ich an dieser Stelle absehen, da diese Formen für meine Arbeit keine Relevanz haben.

Als Verbform der Anrede, welches die zweite Wortklasse der Anredeform darstellt, wird u.a. eine Flexionsform bezeichnet, die den Bezug auf den Gesprächspartner erkennen lässt. Z.B. ist mit der Aussage „Komm!" eine Verbform der Anrede dargestellt, die das in dem Fall nötige *Du* ersetzt.[6]

Die dritte Wortklasse, die Anredenomen, bezieht sich dadurch auf den Gesprächspartner, dass sie Formen von Substantiven und Adjektiven verwendet, die sich z.B. in Verwandtschaftsbezeichnungen, Herr-/Frau-Wörtern, Titeln, Berufsbezeichnungen etc. zeigen.[7]

Der in dieser Arbeit häufig verwendete Begriff der Anrede bezieht sich auf die 1. Wortklasse,

---

1  Braun; Kohz; Schubert 1986 S. XV
2  ebd.
3  Yamashita 1990 S. 7
4  Braun; Kohz; Schubert 1986 S. XV
5  ebd.
6  ebd. S. XVI
7  ebd.

die der Anredepronomen und bezeichnet demzufolge u.a. die Pronomen *Du* und *Sie*. Die anderen oben beschriebenen Wortklassen werde ich in meiner Arbeit nicht berücksichtigen, auch
wenn sie im alltäglichen Sprachgebrauch miteinander in Verbindung stehen. Die gesamte Anredeform jedoch in ihrer sprachlichen Komplexität wissenschaftlich zu erfassen, würde den
Rahmen dieser Arbeit sprengen. In der Wahl der Anredepronomen als Teil dieser Arbeit sehe
ich dennoch eine Möglichkeit aufzuzeigen, dass diese das Verhalten sowohl des Hörers, als
auch des Sprechers zueinander maßgeblich beeinflussen können.

Um ein Grundverständnis für die Bedeutung des Duzens und Siezens zu bekommen, werde
ich im nächsten Abschnitt die geschichtliche Entwicklung der Anredepronomen etwas näher
erläutern.

## 2.2. Geschichtliche Entwicklung des Duzens und Siezens

Im frühen Mittelalter (bis ca. 1100) herrschte im deutschsprachigen Raum die sogenannte
„natürliche" Form der Anrede vor[8]. Als natürlich wird sie deshalb bezeichnet, da, laut Ziegler,
jeder Sprecher von sich selbst in der 1. Person Singular sprach und alle einzeln Angeredeten
in der 2. Person Singular angesprochen, also geduzt wurden.[9] Damals sprach man sich somit
grammatikalisch logisch und unabhängig vom sozialen Rang der Beteiligten an. Dies hatte
u.a. zur Folge, dass beispielsweise auch Könige geduzt wurden.[10]

Mit Beginn des 9. Jahrhunderts entwickelten sich mehrere Varianten der Anrede, bis diese
Ende des 18. Jahrhunderts in einem vier-, kurzzeitig auch fünfstelligen Anredesystem gipfel-
ten.[11] In Anlehnung an die Aufzeichnungen von Ziegler[12] und Nagatomo[13] ist diese Entwicklung im deutschsprachigen Raum bis ins 18. Jahrhundert in einer Tabelle auf der folgenden
Seite dargestellt.

---

8  Ziegler 2004 S. 8
9  ebd.
10  ebd.
11  ebd. S. 59
12  ebd. S. 7 ff
13  Nagatomo 1986 S. 293 ff

| Zeit | bis ca. 1100 | 12. - 16. Jahrhundert | | ab dem 17. Jahrhundert | | | 18. Jahrhundert | | | | |
|---|---|---|---|---|---|---|---|---|---|---|---|
| | | Du | Ir$_{Plur}$ | Du | Ihr$_{Plur}$ | Er/Sie$_{Sing}$ | Du | Ihr$_{Plur}$ | Er/Sie$_{Sing}$ | Sie$_{Plur}$ | (Derselbe/ Dieselbe) |
| **Pronomen** | natürlich Anredeform | Zweier-System der pronominalen Anrede | | | | | Vierer-/ Fünfer-System der pronominalen Anrede | | | | |
| **Funktionen** | natürliche Anrede aller | Sprache des Volkes; Verwendung für sozial niedriger Gestellte | Höflichkeitsform für höhergestellte Einzelpersonen; Distanz herstellen | bäuerisch; Anrede der Kameradschaft | Ausdruck distanzierter Sozialbeziehungen | Höherstehende sollen nicht mehr direkt angeredet werden | Verwendung nur im Familienkreis; Denunzierung, Freundschaft | Betonung einer freundschaftlichen Beziehung | Pronomen der Geringschätzung | ehrende Objektivierung und Vervielfältigung | Ausdruck höchster Ehrerbietung |
| | | Soziale Strukturen und Partnerrelationen konnten ab jetzt pronominal ausgedrückt werden. | | Die dichotomische Funktion der Anredepronomen beginnt. | | | Derselbe/Dieselbe wurde vom Bürgertum nicht übernommen und verschwand Anfang des 19. Jhdts. wieder. | | | | |
| **Bedeutungen** | Gleichstellung aller in der Anrede | grobe, geringschätzige Umgangsform des Volkes; Ausdruck von Intimität; Vertrautheit | Betonung des höheren sozialen Ranges; Ausdruck besonderer Ehrerbietung | Vertrautheit; Gleichstellung; soz. Herablassung; Geringschätzung | ehrerbietige Bedeutung nutzte sich ab | Steigerung der Höflichkeitsanrede Ihr; Distanz | Verwandtschaft, Geringschätzung, Herablassung | Freundschaft | verächtlicher Ausdruck auch gegenüber Untergebenen | Steigerung der Höflichkeitsanrede Er/Sie$_{Sing}$ | verschwand schnell wieder, da Verwendung nur unter Adeligen |
| | Der soziale Abstand soll zum Ausdruck kommen. | | | Die Indirektheit als Mittel zur Höflichkeit gewinnt an Bedeutung. | | | Immer wieder werden neuere Formen der Abgrenzung und Ehrung von Höhergestellten gebraucht. | | | | |

Abb. 1) Geschichtlicher Überblick (eigene Darstellung nach Inhalten von Ziegler 2004 S. 7 ff und Nagatomo 1986 S. 293 ff)

Es zeigt sich darin deutlich, dass sich das System der Anredeformen bis in das 16. Jahrhundert hinein nur sehr langsam entwickelt hat. Im gesamten Mittelalter kam man beispielsweise mit nur zwei Anredeformen aus.[14] Mit Beginn des 17. Jahrhunderts bis heute fand eine dazu vergleichsweise rasante Weiterentwicklung der Personalpronomen statt. Laut Besch und Wolf lag dies darin begründet, dass *„die frühe Neuzeit eine Zeit größter sozialer Differenzierung, verbunden mit einer komplizierten Überprofilierung der Anrede-Regularitäten"*, war[15].

Es ist auch ersichtlich, dass die Anlässe für die damalige Verwendung von verschiedenen Anredeformen hauptsächlich Standesunterschiede waren.[16] Je nach sozialem Status wurde beispielsweise bis Ende des 16. Jahrhunderts geduzt (der Untergebene vom höher Gestellten), oder geirzt (der höher Gestellte vom Untergebenen).[17]

Auffällig ist auch, dass, über die Jahrhunderte hinweg, meist mit einem neuen Anredepronomen, das in die deutsche Sprache Einzug hielt, eine bereits bestehende Form der Anrede ersetzt werden musste. Ersetzt deshalb, da diese in ihrer Bedeutung, die Höherstellung des Anderen zu unterstreichen, im Laufe der Zeit durch vermehrten Gebrauch innerhalb der unteren Schichten abgewertet wurde. Ich möchte dies am Beispiel des *Irs* noch einmal deutlich machen.

Anfang des 12. Jahrhunderts wurde das *Ir* dafür verwendet, sich höflich gegenüber höher gestellten Personen zu zeigen und um den Standesunterschied zwischen den Kommunikationspartnern zu betonen. Das *Ir* wurde deshalb gewählt, so vermuten Sprachwissenschaftler, da es eine Anrede im Plural ist und dadurch dem Gegenüber suggeriert wurde, er sei mehr als eine einzelne Person, er sei mehrere Personen. So übertrug diese Form der Anrede dem anderen indirekt auch mehr Macht.[18]

*„Indem sie von sich selbst nur in der Ichform sprachen und die Mehrzahl dem anderen von ihresgleichen gegenüber verwendeten, brachten sie das Moment der Bescheidenheit zur Geltung und begründeten damit die Courtoisie, oder Höflichkeit, unter deren gesellschaftlichen Folgen wir heute noch stehen."*[19]

Dieses Zitat von Ammon soll die Veränderung, die das *Ir* im Laufe der Jahrhunderte durchmachte, aufzeigen. Es entwickelte sich, vor allem durch die vermehrte Anwendung auch innerhalb unterer Schichten, von einem Pronomen der Ehrerbietung und Unterwürfigkeit dem

---

14 Besch 1998 S. 94
15 Besch; Wolf 2009 S. 122
16 ebd. S. 121
17 ebd.
18 Ziegler 2004 S. 11
19 Ammon 1972 S. 82

Angesprochenen gegenüber zu einer Anrede, in der die Betonung auf die Höflichkeit gelegt wurde. Somit brauchte man ein neues Fürwort, das die Funktion der Ehrerbietung erfüllen konnte. Aus diesem Bedürfnis heraus, weiterhin Unterwürfigkeit, Höflichkeit und Ehrerbietung zum Ausdruck bringen zu können, formten sich die Pronomen *Er/Sie*$_{Sing}$[20].

Ein Beispiel zur Anrede eines Höhergestellten von einem Untergebenen lautete wie folgt: „Hat *Er* (der Herr) schon gespeist?" Der Höflichkeitsgewinn sollte daraus resultieren, dass durch die Indirektheit die soziale Distanz gesteigert werden sollte. Es fand im Grunde keine direkte Anrede statt.[21]

Die Zahl der verschiedenen Anredeformen erreichte so, Ende des 18. Jahrhunderts, ihren Höhepunkt mit einem fünfstelligen System, welches sich folgendermaßen beschreiben lässt: *„Du wird nur noch 1. gegen Gott, 2. in der Dichtkunst und dichterischen Schreibart und 3. in der Sprache der engen Vertraulichkeit, und 4. in dem Ton der hochgebiethenden Herrschaft und tiefen Verachtung gebraucht. Außer diesen Fällen redet man sehr geringe Personen mit ihr, etwas bessere mit er und sie, noch bessere mit dem Plural sie, und noch vornehmere wohl mit dem Demonstrativo Dieselben oder auch mit abstracten Würdenamen, Ew. Majestät, Ew. Durchlaucht, Ew. Excellenz u.s.f. an."*[22]

An diesem Zitat kann man nochmals deutlich den Werteverfall der einzelnen Pronomen über die Jahrhunderte hinweg erkennen, wenn man die darin beschriebenen Funktionen der Pronomen mit der Abbildung 1) „Geschichtlicher Überblick" auf S. 6 vergleicht.

Mit Beginn der französischen Revolution Ende des 18. Jahrhunderts zerfiel die Vielfalt der Pronomen. Ständeschranken lösten sich auf und es setzte sich die allgemeine formale Freiheit durch. Die verschiedenen Anredepronomen passten nicht mehr. So kam es zu einer revolutionären Anredekorrektur, die die Zurückdrängung der reinen Sozialrang-Anrede forderte und stattdessen eine Anrede bevorzugte, die die menschlichen Beziehungsverhältnisse markiert.[23]

Bereits 1794 setzte sich Friedrich Gedike, ein deutscher Pädagoge, dafür ein, das Anredesystem auf zwei Formen, der des *Du* und des *Sie,* zu beschränken.[24] Er formulierte dies wie folgt: *„So wie indessen das Du das Gepräge der Sprache des Herzens und der Leidenschaft hat, so hat unser Sie das Gepräge der Sprache des Verstandes und der Überlegung. Und so könnten wir mit diesen beiden Formen alle Zwecke erreichen, die durch die Mehrheit der Formen er-*

---

20 Ammon 1972 S. 82
21 Besch; Wolf 2009 S. 123
22 ebd.
23 ebd. S. 125
24 Ziegler 2004 S. 23

*reicht werden können und müssen.* "[25]

Gegen Ende des 19. Jahrhunderts hat sich das für uns auch heute noch gültige Zweiersystem des *Du* und *Sie* dann endgültig durchgesetzt.[26] Bis Mitte des 20. Jahrhunderts gab es bestimmte Anredekonventionen bezogen auf dieses binäre System in der Deutschen Sprache, die bis in die 60er Jahre gültig waren und es teilweise bis heute noch sind.[27]

Das *Du* wurde für Familien, Freunde, Kinder, Gott und die Heiligen, für Dinge und Tiere verwendet. Für Erwachsenenkontakte, die sich in weniger vertrauten, eher formellen, öffentlichen Beziehungen zeigten, wurde das *Sie* gebraucht. In Gruppen, wie z.b. Gewerkschaften, Parteien, Sportgruppen, die sich durch Gemeinsamkeiten verbunden fühlten, herrschte ebenfalls das *Du* vor. Eine Asymmetrie der Anrede (Duzen und Siezen in einem Gespräch) fand nur noch zwischen Kind und Erwachsenem statt. Ansonsten hielt man sich an eine symmetrische Anrede.[28]

Diese Anredekonventionen wurden besonders im Rahmen der Studentenbewegung 1968 in Frage gestellt, als sich eine sogenannte „Duz-Expansion" entwickelte. Aus der Konsequenz daraus, dass sich ab 1968 v.a. Studenten untereinander duzten statt siezten wie es bis 1960 üblich war, hat sich das *Du* inzwischen als selbstverständliche Anrede zwischen Personen jüngeren Alters in allen Lebensbereichen durchgesetzt und dadurch die anderen Konventionen der Anrede aufgelockert.[29]

Im nächsten Abschnitt werde ich mich nun intensiver mit den beiden Pronomen *Du* und *Sie*, vor allem in unserer heutigen Redekultur, auseinandersetzen.

## 2.3. Verwendung des *Du* und *Sie* im heutigen Sprachgebrauch

Die oben beschriebene Aufweichung der gesellschaftlichen Einigung über die Regeln der Anrede hat zur Folge, dass es heute massive Unsicherheiten damit gibt, wann man wen in welcher Situation duzt oder siezt. In der Fachliteratur werden zwar Variablen genannt, die für die Verwendung der Anredepronomen bestimmend sind (im Deutschen sind dies die Variablen *Alter, Sozialrang* bzw. *soziale Position* und die Variable *Situation*[30]), durch diese ist es aber nicht möglich klare Strukturen oder Anweisungen für die Wahl der Fürwörter zu bekommen.

---

25 Gedike zitiert nach Ziegler 2004 S. 23
26 Ziegler 2004 S. 26
27 ebd. S. 29
28 Besch 1998 S. 17
29 Besch; Wolf 2009 S. 128
30 ebd. S. 121

In Ratgebern wie z.b. „Managerknigge 2000"[31] werden zwar Vorschläge einer korrekten Anrede gegeben, aber bis heute gibt es meines Wissens kein Regelwerk, welches genau beschreiben würde, wie man die Anredepronomen zu verwenden hat.

Die Konsequenz daraus ist, dass sich eine eher intuitive Verwendung der Fürwörter eingebürgert hat. Die Entscheidung für ein Pronomen mittels Bauchgefühl wird dadurch noch unterstützt, dass die heutigen Anredepronomen nicht mehr wie früher die Hauptaufgabe haben, gesellschaftlich bedingte Standesunterschiede zu verdeutlichen, sondern sie sollen zwischenmenschliche Beziehungen definieren und Rangordnungen, besonders im Arbeitsverhältnis, zum Ausdruck bringen.[32]

Doch nun stellt sich die Frage, welche Botschaften durch Anredepronomen an den Empfänger zusätzlich zur schlichten Anrede heutzutage übermittelt werden, wenn es sich nicht um so direkte Modalitäten wie die Standesunterschiede im 16. Jahrhundert handelt?

Nagatomo beschreibt die Bedeutung der Anredepronomen folgendermaßen:

| *Du* verleiht ein Gefühl von | *Sie* verleiht ein Gefühl von |
|---|---|
| • Vertrautheit | • Höflichkeit |
| • Familiarität | • Achtung und Respekt |
| • Intimität | • Förmlichkeit |
| • Freundlichkeit | • Distanziertheit |
| • Solidarität | • Schüchternheit |
| • Kollegialität | • Autorität |
| • Autoritätsverlust | • sozialer Verschiedenheit[33] |

Durch die Beschreibung des *Du* und *Sie* Nagatomo's könnte man der Ansicht unterliegen, dass beide Pronomen jeweils nur für sich gültige Bedeutungen haben. Nach Gilman und Brown ist es aber durchaus möglich, dass beispielsweise auch das *Du* Höflichkeit und Respekt vermitteln kann.[34] Yamashita hat dazu aus seinen empirischen Untersuchungen zur Anrede eine Übersicht über die Bedeutung der Anredepronomen erstellt, in der er die Kategorien von Nagatomo verwendete. Diese ist auf der folgenden Seite abgebildet. Auf eine genauere Beschreibung der Ergebnisse von Yamashita werde ich in Kapitel 4.2 „Auswertung der Interviews nach Yamashita – 2. Analyse" auf S. 23 zurückkommen.

---

31 Commer; v. Thadden 1999 S. 17 ff
32 Ziegler 2004 S. 32
33 Nagatomo 1986 S. 338
34 Gilman und Brown zitiert nach Yamashita 1990 S. 17

| | Ehepartner duzen | Freunde duzen | Höhergestellte duzen | Gleichgestellte duzen | Ehepartner siezen | Freunde siezen | Höhergestellte siezen | Gleichgestellte siezen |
|---|---|---|---|---|---|---|---|---|
| Intimität | 38 | 2 | | | | | | |
| Familiarität | 24 | 9 | | | | | | |
| Vertrautheit | 34 | 31 | 1 | 9 | 5 | | 7 | 2 |
| Kollegialität | 1 | 11 | 3 | 22 | 12 | 3 | 17 | 14 |
| Freundlichkeit | 16 | 32 | 1 | 16 | 10 | 14 | 8 | 15 |
| Solidarität | 6 | 8 | 1 | 6 | 3 | 2 | 8 | 5 |
| Achtung und Respekt | 12 | 11 | 2 | 6 | 1 | 32 | 8 | 9 |
| Höflichkeit | 12 | 14 | 1 | 8 | 6 | 29 | 11 | 17 |
| Autorität | | 1 | | | | 14 | | 3 |
| Distanziertheit | | | | | | 24 | 3 | 4 |
| Förmlichkeit | | | | | | 12 | 3 | 5 |
| Schüchternheit | | | | | | 1 | | |
| soz. Verschiedenheit | | | | | | 8 | | 2 |
| Autoritätsverlust | | | | | | | | 2 |

Abb. 2) Bedeutungsmöglichkeiten des Du & Sie [35]

Die Zahlen stellen die Anzahl der befragten Personen, die dem jeweiligen Gefühl in der zugehörigen Situation in Kombination mit der Anredeform zustimmen würden, dar. Zu einem späteren Zeitpunkt werde ich noch genauer darauf eingehen. An dieser Stelle soll es genügen, dass es ersichtlich wird, dass sowohl das Duzen, als auch das Siezen gleiche Bedeutungen haben können. Beispielsweise können die Gefühle Vertrautheit, Solidarität, Freundlichkeit und

---

35 Yamashita 1990 S. 18

Kollegialität erwartungsgemäß durch das *Du*, aber auch durch das *Sie* vermittelt werden.[36] Interessant festzustellen ist auch, dass man nach obiger Abbildung nicht, wie allgemein vielleicht angenommen, durch das *Du* einen Autoritätsverlust signalisieren kann, sondern im Gegenteil, dass es durch die Verwendung des *Sie* möglich zu sein scheint, diesen zu vermitteln.[37] Im Gegensatz dazu ist aber auch deutlich zu sehen, dass es durch die Anrede mit dem Pronomen *Du* anscheinend nur schwerlich möglich ist Autorität zu vermitteln und Distanz zu zeigen.

Die obige Tabelle soll einen ersten Eindruck dafür vermitteln, mit welcher Intention Anredepronomen in einer Gesprächssituation verwendet werden und welche Gefühle sie beim Gesprächspartner auslösen können.

Yamashita fand in einer weiteren empirischen Erhebung zu Funktion und Gebrauch der Deutschen Anredepronomen, in der er 271 Personen aus verschieden Institutionen und Betrieben[38] zu dem Thema wer wen wann und in welcher Situation duzt oder siezt, befragte u.a. heraus, dass:

– die meisten der Befragten glauben, dass sich menschliche Beziehungen zwar durch das *Du* ändern, sich aber dadurch nicht unbedingt verbessern müssen.

– als normgebend zur Anrede gilt, dass unbekannte Personen gesiezt werden. Dies ist die wichtigste Regel. Außerdem soll man sich in freundschaftlichen Beziehungen duzen.

– der Hauptanteil der Befragten sich bewusst ist, dass die Wahl der Anrede unbewusst von diesen normativen Regeln gesteuert wird und dass man deren Einhaltung auch von anderen für sich selbst erwartet.

– das Duzen im Vergleich zu früher mehr wird. Fast 90% der Befragten glaubten dies.[39]

Besonders der letzte Aspekt interessiert hier, da ich persönlich ebenfalls den Eindruck habe, dass ein vermehrtes Duzen in der Gesellschaft auftritt. Dies zeigt sich beispielsweise durch Werbespots, in denen Kunden immer öfter mit einem *Du* angeredet werden, um dadurch ihr Vertrauen in angebotene Produkte zu gewinnen.[40]

---

36 Yamashita 1990 S. 19
37 ebd. S. 18
38 ebd. S. 29
39 ebd. S. 52 ff
40 Ziegler 2004 S. 37

In der Gemeinde Oberstaufen wurden im Oktober diesen Jahres 15.000 Menschen befragt, ob sie geduzt werden dürfen und nur 10 haben darauf bestanden mit einem *Sie* angesprochen zu werden.[41]

Die Allensbacher Studie von 2003 aber zeigt auf, dass im Vergleich zu 1993 das Duzen wieder auf dem Rückmarsch ist.[42] Dennoch tritt es heutzutage vermehrt auch innerhalb von deutschsprachigen Unternehmen auf. Bei H&M, IKEA und Nokia beispielsweise ist allgemein bekannt, dass diese auch in Deutschland ein internes *Du* durch alle Hierarchieebenen hindurch verwenden.[43]

Diese Arbeit bezieht sich insbesondere auf die pronominale Anrede innerhalb von Unternehmen, allen voran derer im Gesundheitswesen. Auf den folgenden Seiten soll nun dargestellt werden, welche Auswirkungen das *Du* sowohl auf Mitarbeiter, als auch auf Führungskräfte haben kann. Dazu wird im nächsten Kapitel die Forschungsmethodik und das Vorgehen vorgestellt.

---

41 Sat 1 Bayern 2011 16.11.2011
42 Institut für Demoskopie Allensbach 2003 S. 1
43 Riehl 2009 S. 150

3    Explorative Experteninterviews zum Duzen in Unternehmen

Als ursprüngliches Instrument dieser Arbeit war eine Literaturanalyse gedacht. Diese bot allerdings, nach zahlreichen Recherchen in verschiedenen wissenschaftlichen Bereichen von der Linguistik über die Kommunikationsforschung bis hin zur Arbeits- und Organisationspsychologie, nicht den gewünschten Erfolg. Über die Anrede in deutschen Unternehmen und deren Auswirkungen auf dessen Mitglieder gibt es, meines Wissens nach, keine Literatur. Somit habe ich mich dazu entschlossen, selbst eine Untersuchung zu diesem Thema durchzuführen. Das geeignetste Mittel der Wahl schien mir für diese Arbeit das explorative Experteninterview zu sein. In diesem Kapitel wird nun genauer beschrieben, warum und wie die Methode „Experteninterview" dazu verwendet wurde die Forschungsfrage: „Wie kann sich die firmeninterne Anrede *Du* auf das Verhalten von Mitarbeitern (MA) und Führungskräften (FK) im Gesundheitswesen auswirken?" zu beantworten.

### 3.1    Begriffsbestimmung – Exploratives Experteninterview

Experteninterviews werden dafür eingesetzt, soziale Situationen oder Prozesse zu untersuchen.[44] Sie stellen eine qualitative Methode der Sozialwissenschaften dar und haben die Aufgabe das besondere Wissen von Personen, die an den zu untersuchenden Situationen und Prozessen beteiligt sind, für die Wissenschaft zugänglich zu machen.[45] Das Hauptmerkmal dieser Befragung soll sich auf das Prinzip der Offenheit einer qualitativen Forschung stützen.

Offenheit bedeutet im wissenschaftlichen Sinne *„den Wahrnehmungstrichter so weit wie möglich offen zu halten, um auch unerwartete und dadurch instruktive Informationen zu erhalten."*[46]

Es existieren in der Sozialwissenschaft differenzierte Formen von Experteninterviews, wobei ich mich für die explorative Variante entschieden habe. Explorativ bedeutet im Rahmen dieser Arbeit, dass die Befragung helfen soll, ein Untersuchungsgebiet thematisch zu strukturieren und Hypothesen zu generieren.[47] Im Allgemeinen ist der Vorgang der Exploration *„nicht an einen bestimmten Satz von Techniken gebunden und schließt jede ethisch akzeptable Vorge-*

---

44 Gläser; Laudel 2010 S. 13
45 ebd.
46 Lamnek 2010 S. 20
47 Bogner; Menz 2005 S. 37

*hensweise ein.*[48] Den Anspruch auf Vergleichbarkeit, Vollständigkeit und Standardisierbarkeit der Daten muss diese Methode deshalb nicht erfüllen, da sie lediglich eine erste Orientierung in einem neuen Forschungsbereich geben soll.[49]

Doch wie lässt sich der Begriff „Experte" für diese Methode verstehen?

Nach Gläser und Laudel sind Experten *„Quellen von Spezialwissen über die zu erforschenden Sachverhalte"*[50]. Diese Formulierung gibt die Information, das Experten Spezialwissen liefern. Sie lässt auch die Annahme zu, dass die Quellen von Spezialwissen Personen sind, die vorwiegend in besonderen Stellungen bzw. Führungspositionen anzutreffen sind.

Aus diesem Grund möchte ich den voluntaristischen Expertenbegriff hinzufügen. Dieser beschreibt Experten als Menschen, die besondere Informationen und Fähigkeiten in ihrem sozialen Umfeld besitzen.[51] Er hebt meines Erachtens deutlich hervor, dass alle Menschen Experten sind und es keiner besonderen Position, keines besonderen Ranges z.B. im Arbeitsleben bedarf, um als solche bezeichnet zu werden. Somit ist jeder Mensch Experte seines eigenen Lebens bzw. seiner eigenen Bedeutungsinhalte.[52] Und genau auf diese Bedeutungsinhalte des Einzelnen möchte ich in meiner Befragung hinaus. Aus diesem Grund ist der voluntaristische Expertenbegriff als Basis für die Wahl der Experten in dieser Arbeit zu sehen, welche als nächstes erläutert wird.

### 3.2    Beschreibung der Experten und Begründung der Auswahl

Die ausgewählten Interviewpartner sind MA und FK eines größeren Unternehmens im Gesundheitssektor, welches deutschlandweit über mehrere Standorte verfügt.

Ausgangspunkt für die Wahl des Unternehmens war die Bedingung, dass innerhalb der Organisation die allgemeine Anrede aller MA das *Du* ist und dies vertraglich festgehalten wird. Folglich zeichneten sich die Befragten dadurch aus, dass sie Experten in dem Erleben der Situation sind, alle MA aller Hierarchieebenen zu duzen.

Der Fokus der Befragung lag dabei auf den Beschäftigten im Bereich der Pflege, da dieses Berufsfeld durch die vorliegende Arbeit hervorgehoben werden soll. Somit wurden als Experten die Geschäftsleitung (GL), zwei MA aus dem Aufgabenbereich der Pflegedienstleitung

---

48 Lamnek 2010 S. 36
49 ebd.
50 Gläser; Laudel 2010 S. 12
51 Meuser; Nagel 2005 S. 40
52 ebd.

(PDL) und zwei MA aus der Gesundheits- und Krankenpflege (PK) ausgesucht. Dadurch, dass die MA aus verschiedenen, miteinander in Verbindung stehenden Hierarchieebenen stammen soll ein mögliches Zusammenspiel von Anrede und Rangordnung darstellbar gemacht werden. So können eventuelle Auswirkungen der Anrede in Verbindung mit dem Status aufgezeigt werden.

Die Befragungen fanden in Form eines offenen Interviews statt. Dadurch war es möglich, weitestgehend unvoreingenommene Antworten zu bekommen und eine manipulative Beeinflussung des Gesprächs so gering wie möglich zu halten. Das Vorwissen das Interviewers sollte für diese Befragung keine Relevanz haben. Wichtig war es den Befragten weitestgehend selbst zu überlassen, welche Aspekte sie in Bezug zum Thema als wichtig empfinden. Nur so konnte die Offenheit der Wissenschaft innerhalb dieser Arbeit gewährleisten werden.

Die Gespräche wurden mittels eines Leitfadens geführt. Dieser bot die Möglichkeit, das Interview relativ eng zu führen und dennoch die Sichtweise der Experten offen zu beforschen.

Der Leitfaden wurde entwickelt, um während der Befragungen dem Interviewer eine Orientierung geben zu können, aber dennoch einen natürlichen Gesprächsfluss zu ermöglichen.

Im folgenden Abschnitt wird seine Konstruktion näher erläutert.

### 3.3    Das leitfadengestützte Interview als Forschungsinstrument

Der Leitfaden zu den Befragungen befindet sich im Anhang (siehe *IV Anhang S. ii*).

Der erste Interviewpartner war die GL, da sie die verantwortliche Person für die Einführung der Anrede im Singular ist. So konnte davon ausgegangen werden, dass sie sich mit dem Thema des Duzens und Siezens intensiv beschäftigt hat und es für sie als Experte Gründe gab, sich für das *Du* zu entscheiden. Für dieses Gespräch wurde kein Leitfaden erstellt um, nach dem Prinzip der Offenheit maximale Unvoreingenommenheit zu gewährleisten.. Ihre Antworten auf die erste Frage sollten außerdem wegweisend für die Konstruktion der kommenden Fragen an die PDL und PK sein.

Der Leitfaden für die Befragungen der PDL und PK ist identisch und hatte u.a. zum Ziel darzulegen, ob die Aussagen der GL kongruent mit denen ihrer untergeordneten FK, in dem Fall die PDL, sind, da sich, laut den Ergebnissen aus dem ersten Interview (siehe unter *IV Anhang S. i*) die Wirkungen des Duzens vor allem bei den PDL im Umgang mit ihren MA bemerkbar machen sollten. Deshalb ist die erste Frage an die PDL und PK auch identisch mit der Frage an die GL.

Es wurde zudem davon ausgegangen, dass es bei den kommenden Interviewpartnern leichter sein könnte praxisrelevante Situationen zu erfragen, da diese sich tagtäglich in Kontakt miteinander befinden und sie diejenigen sind, die regelmäßig an Mitarbeitergesprächen und Teamsitzungen teilnehmen. Außerdem war es mir ein Anliegen sowohl den PK als auch den PDL die Möglichkeit zu geben, sich kritisch äußern zu können, da sie, im Gegensatz zur GL, keine freie Wahl mehr in der Anrede haben. Sie sind durch die Unterschrift des Arbeitsvertrags an das *Du* gebunden.

Insgesamt lässt sich der Leitfaden grob in drei Bereiche aufteilen. Der erste Bereich, der durch die erste Frage repräsentiert wird, hatte die Aufgabe die Metaebene des Themas erfassen. Hier sollte dargelegt werden, in wieweit eine Reflexion über die Anrede stattgefunden hat bzw. der Interviewpartner sollte dazu angeregt werden über die Anredeform zu reflektieren. So gewinnt das Gespräch eine professionelle Basis und fördert den Einstieg in die Thematik auf wissenschaftlicher Ebene. Zudem sollte durch die erste Frage eine gewisse Distanz zu den Interviewpartnern hergestellt werden. Nach Ansicht von Lamnek ist die entscheidende Fähigkeit eines Wissenschaftlers bei einer Exploration, sich in die Rolle seiner Interviewpartner hineinversetzen zu können ohne dabei die kritische Distanz zu verlieren.[53] Da ich als Interviewer zu allen Befragten einen mehr oder weniger persönlichen Kontakt habe und mir nach meinem Gefühl die Verwendung des *Du* während des Interviews zu viel Nähe dem anderen Gegenüber vermitteln könnte, sollte mir die Frage dabei helfen die Distanz im Gespräch aufrecht zu erhalten.

Die Fragen 2-6 kamen auf die persönliche Ebene der Befragten zu sprechen, um Meinungen, Werte und Gefühle abbilden zu können die im Zusammenhang mit der Anredeform stehen.

Der letzte Teil des Interviews fragte nach den statistischen Daten Alter und Berufserfahrung, um eventuelle Sozialisations- und Anpassungsprozesse abbildbar machen zu können. Diese sollten die Befragung aber nicht beeinflussen, weshalb sie am Ende des Interviews stehen.

Alle Interviews fanden telefonisch statt, da ich den Befragten persönlich bereits bekannt war und somit davon ausgegangen werden konnte, dass eine gewisse Vertrauensebene zwischen den Gesprächspartnern vorherrscht. Ergänzend konnte so der Anspruch der Anonymität erfüllt werden.

Bis auf die GL, von der es ja nur eine gibt, wurden alle Interviewpartner per Zufall ausge-

---

53 Lamnek 2010 S. 36

wählt. Die einzige Bedingung war, dass der Interviewer bekannt war. Auf die Telefonnummern der PDL konnte, mit Erlaubnis der GL, ungehindert zugegriffen werden. Die Kontaktdaten der PK wurden mittels eines freiwilligen Losverfahrens innerhalb einer Seminarveranstaltung ermittelt. So konnte auch hier die Anonymität des Einzelnen innerhalb des Unternehmens ermöglicht werden. Die Protokolle der Befragungen befinden sich unter *IV Anhang S. i, iii - ix*. Diese bilden den sinngemäßen Verlauf der Gespräche ab.

Im anschließenden Kapitel werde ich nun auf die Ergebnisse aus den Befragungen und wie sie gewonnen wurden näher eingehen.

## 4 Auswertung und Ergebnisse der Experteninterviews

Die sinngemäßen Mitschriften der Interviews wurden mittels zweier Analysen untersucht. Die erste Analyse soll aufzeigen, welche Auswirkungen das Duzen auf MA und FK aktuell in einem Unternehmen des Gesundheitswesen hat. Die daraus entstandenen Kategorien werden unter Kapitel 4.1.1 „Begriffsbestimmungen der Kategorien aus den Interviews" auf S. 20 genauer definiert.

Die darauf folgende zweite Analyse hat den Anspruch darzustellen, inwiefern die Studie aus dem Jahr 1990 von Yamashita, dargestellt unter Abb. 2) „Bedeutungsmöglichkeiten des Du & Sie", S. 11, auf die heutige Zeit übertragbar ist, denn laut Keller, befindet sich unsere Sprache in einem permanenten Wandel.[54] Dieser Wandel wurde in der Zeitleiste in Abbildung 1) „Geschichtlicher Überblick" auf S. 6 bereits dargestellt. Aus diesem Grund ist es durchaus möglich, dass sich in der Zeit von 1990-2011, also in einem Zeitraum von 21 Jahren, die Normen und Werte und die damit verbundenen Gefühle der Anrede verändert haben. Zumal in dieser Zeit eine deutliche gesellschaftliche Veränderung durch die Wiedervereinigung der damaligen DDR mit der Bundesrepublik Deutschland stattfand.

Um letztendlich die möglichen Veränderungen im Verhalten der MA darstellen zu können, werde ich in einem nächsten Schritt, welcher ebenfalls in diesem Kapitel beschrieben werden soll, sowohl die extrahierten Kategorien aus meine Befragungen, als auch die aufgeführten Gefühle von Yamashita genauer definieren. Erst im Anschluss daran ist es mir möglich näher darauf einzugehen, welche Konsequenzen es für ein Unternehmen aus dem Gesundheitswesen haben kann, wenn die allgemeine Anrede aller Mitglieder das *Du* ist.

### 4.1 Auswertung der Interviews – 1. Analyse

Da ich durch die Befragungen einen ersten Wegweiser für meine weitere Arbeit bekommen wollte, habe ich deren Protokolle, die sich unter *IV Anhang* auf S. *i, iii-ix* befinden, in einer ersten Analyse nach Gemeinsamkeiten untersucht. Diese fanden sich vor allem darin, dass sehr oft gleiche bis ähnliche Wörter verwendet wurden. Aus diesen Wörtern heraus entstanden fünf verschiedene Kategorien, welche mit den dazugehörigen Zitaten und Textstellen aus den Interviews unter *IV Anhang* ab *S. ix* zur besseren Nachvollziehbarkeit aufgeführt sind.

---

54 Keller 2003 S. 17

Damit die gefunden Oberbegriffe für meine weitere Arbeit verwendet werden können, habe ich diese im nächsten Schritt genauer definiert und eingegrenzt. Dadurch war es mir nun auch möglich, weitere Aussagen der Interviewpartner den Begriffen zuzuordnen. Die dieser Arbeit zu Grunde liegenden Definitionen werden im Folgenden aufgeführt.

### 4.1.1 Begriffsbestimmungen der Kategorien aus den Interviews

#### *Kommunikation*

Kommunikation wird als sozialer Prozess bezeichnet, *„in dessen Verlauf sich die beteiligten Personen wechselseitig zur Konstruktion von Wirklichkeit anregen"*[55] Es bedeutet auch, das *„teilen bzw. mitteilen von Informationen und Nachrichten aus dem eigenen Ich."*[56] Einfach gesagt handelt es sich bei Kommunikation um Informationsaustausch. Es ist ein Verhalten, das durch Mit-Teilen (Geben) und Teil-Nehmen (Nehmen) geprägt ist. Während der Analyse der Interviews habe ich mich an die Definition aus dem letzten Zitat gehalten.

In den Aussagen der Probanden ging es u.a. um das Mittel der Kommunikation, welches die Sprache darstellt. Somit war dieses Kriterium für mich ausschlaggebend dafür, die Kategorie Kommunikation zu bilden.

#### *Vertrauen*

Im Bereich des Vertrauens geht es, etwas lapidar ausgedrückt, nach Comelli darum *„dem anderen Informationen zu Verfügung zu stellen, mit denen er mich in die Pfanne hauen könnte."*[57] Es stellt somit einen Teilbereich von Kommunikation dar, da es auch hier um Informationsaustausch geht. Das Zitat macht außerdem deutlich, das Vertrauen auch ein gewisses Maß an Offenheit fordert. Es birgt dadurch die Möglichkeit in sich, dem Gegenüber eventuelle persönliche Schwachstellen von sich zu zeigen mit dem Ziel, Hilfe und Unterstützung zu bekommen.

Simon schreibt über Vertrauen, dass es das *„emotionale Bindemittel ist, das Führungspersonen und Nachgeordnete vereint."*[58] Hieraus ist abzuleiten, dass Vertrauen ein Ausdruck von

---

55 Frindte 2001 S. 17
56 Krause 1998 zitiert nach Lauf; Bichler 2006 23.11.2011
57 Comelli; v. Rosenstiel zitiert nach Spieß; v. Rosenstiel 2010 S. 73
58 Simon 2009 S. 317

emotionaler Bindung des MA an die FK und somit an das Unternehmen darstellt. Unterstützt wird dieses Annahme durch folgendes Zitat:

*„Einer Person zu vertrauen heißt zuerst, diese Person in einem ganz besonderen Licht zu sehen. Es sind vor allem zwei Merkmale, die diese Sicht des anderen im Falle des Vertrauens kennzeichnen, eine teilnehmende Haltung und ein Gefühl der Verbundenheit."*[59]

In den Interviews habe ich nach Kriterien wie Offenheit, Verbundenheit und einer Form von persönlicher Preisgabe dem anderen gegenüber gesucht.

## *Hierarchie*

Hierarchie bezeichnet wortwörtlich genommen eine pyramidenartige Rangfolge und Unterordnungsverhältnisse.[60] Hierarchien entstehen durch die Bildung von Strukturen und Verantwortlichkeiten in Organisationen.[61]

In den Interviews habe ich besonders diejenigen Aussagen diesem Begriff zugeordnet, die Rangfolgen und Verantwortlichkeiten zum Thema hatten. Häufig wurde aber auch das Wort an sich verwendet, welches für mich ein eindeutiger Hinweis für die Zuordnung war.

## *Beziehungen*

Eine soziale Beziehung *„kann als realer oder auch nur virtuell-gedanklicher, strukturell wahrscheinlicher Kontakt wiederholbarer Art zwischen gesellschaftlichen Teilbereichen oder Gesamtgesellschaften, aber v.a. Personen, Gruppen und Organisationen definiert werden."*[62]

In der Soziologie wird Beziehung u.a. als Bezeichnung für aktuelle wie potentielle Vorgänge wie Erwartungen, Wahrnehmungen, Kommunikationen und soziales Handeln verwendet. Diese spielen sich zwischen zwei oder mehreren Individuen, unabhängig von der zeitlichen Dauer dieser Wechselbeziehung, ab.[63]

An dieser Begriffsbestimmung möchte ich besonders die Wahrnehmung hervorheben. In den Interviews wurden im Zusammenhang mit der Anrede häufig die Begriffe Nähe und Distanz erwähnt. Somit habe ich diese Wahrnehmungselemente zum Thema der Beziehung zugehörig

---

59 Lahno 2002 zitiert nach Neubauer; Rosemann 2006 S. 122
60 Möller 2011 „Hierarchie"
61 Franz 2011 S. 155
62 Kopp; Schäfers 2010 S. 41
63 Fuchs-Heinritz; Lautmann; Rammstedt; Wienold 2007 S. 94

gesehen, da die wahrgenommene Entfernung oder Nähe zw. Personen maßgeblich daran beteiligt ist, in welcher Art und Weise eine Beziehung zwischen den Interaktionspartnern besteht und umgekehrt.

### *Betriebsklima/Arbeitsklima*

Brecht versteht unter Betriebsklima bzw. Arbeitsklima einen Sammelbegriff für das subjektive Erleben eines Betriebes durch seine MA mit Vorgängen der zwischenmenschlichen Interaktion und Kommunikation als Schwerpunkt.[64]

Als *„Aspekt der informellen Struktur des Betriebes, gesehen unter der Befriedigung sozioemotionaler Bedürfnisse der Betriebszugehörigen"*[65] bezeichnet die Soziologie den Begriff Betriebsklima. Vor allem in Äußerungen zu Einstellungen der MA dem Unternehmen, den Vorgesetzten und Kollegen gegenüber und in Aussagen über Arbeit und Lohn zeigt es sich.[66] Nach den eben genannten Kriterien habe ich versucht die Antworten der Interviewpartner dem Begriff Betriebsklima/Arbeitsklima zuzuordnen.

### 4.1.2 Zusammenfassung der 1. Analyse

Zusammenfassend kann gesagt werden, dass sich sowohl die erwarteten Funktionen als auch der tatsächliche Einfluss des Duzens innerhalb von Unternehmen im Gesundheitswesen auf folgende Bereiche erstreckt und innerhalb der verschiedenen Hierarchieebenen wie dargestellt, vertreten ist:

| Ansprüche und Einflüsse des Duzens auf: | Hierarchieebenen: |
|---|---|
| die *Kommunikation* | GL, PDL 1&2, PK 2 |
| das *Vertrauen* | GL, PDL 1&2 |
| das Erleben von *Hierarchien* | PDL 1&2, PK 1&2 |
| die *Beziehungen* zw. den MA | GL, PDL 1&2, PK 1&2 |
| das *Betriebsklima/Arbeitsklima* | GL, PDL 2, PK 1 |

Die firmeninterne Anrede aller MA mit dem Personalpronomen *Du* kommt auf allen drei Ebe-

---

64 Brecht 2005 S. 80
65 Fuchs-Heinritz; Lautmann; Rammstedt; Wienold 2007 S. 90

66 ebd.

nen der Hierarchie, die durch die Positionen der Befragten innerhalb des Unternehmens vertreten sind, im Bereich der **Kommunikation** zum tragen, beeinflusst das **Betriebsklima** und hat somit Einfluss auf die **Beziehungen** zwischen den MA.

Das **Vertrauen** wird insbesondere durch die höheren Organisationsebenen als Anforderung an das **Du** gestellt. Das Duzen soll ein vertrauensvolles Verhältnis zwischen FK und MA ermöglichen. Bei den PK hingegen, hier die unterste hierarchische Ebene innerhalb der Befragung, scheint dieser Faktor keine zentrale Rolle zu spielen.

Die Wahrnehmung von **Hierarchie** durch die Anrede beeinflusst sowohl die PK als auch die PDL. Für die in diesem Fall oberste Instanz, die GL, spielt dieses Thema keine bedeutende Rolle.

Welche Auswirkungen konkret durch ein **Du** im Arbeitsleben hervorgerufen werden können, möchte ich zu einem späteren Zeitpunkt unter Kapitel 5 „Mögliche Auswirkungen des **Du** im Arbeitsalltag und ihre Folgen" auf S. 33 näher erläutern. Zuvor gehe ich nun auf die Studie von Yamashita genauer ein, um zu prüfen ob seine Ergebnisse Relevanz für das Arbeitsleben in der heutigen Zeit haben.

4.2    Auswertung der Interviews nach Yamashita – 2. Analyse

Betrachtet man die Abb. 2) „Bedeutungsmöglichkeiten des Du & Sie" auf S. 11 genauer, erkennt man, dass Yamashita in seiner Studie Probanden zu verschiedenen Situationen befragt hat. Diese Situationen sind in der ersten Zeile der Tabelle aufgeführt. Daraus möchte ich die Zwei herausfiltern, die vor allem in Verbindung mit der Arbeitswelt von Relevanz sind. Es sind die Situationen, in denen Höhergestellte und Gleichgestellte geduzt werden. Um einen genaueren Überblick darüber zu bekommen, habe ich die für diese Arbeit relevanten Teile aus seiner Tabelle extrahiert und diese damit neu konstruiert (siehe nächste Seite).

| wahrgenommene Gefühle: | Höhergestellte duzen | Gleichgestellte duzen |
|---|---|---|
| Vertrautheit | 1 | 9 |
| Kollegialität | 3 | 22 |
| Freundlichkeit | 1 | 16 |
| Solidarität | 1 | 6 |
| Achtung und Respekt | 2 | 6 |
| Höflichkeit | 1 | |

Abb. 3) Bedeutungsmöglichkeiten des Du & Sie[67]; modifizierte Darstellung

In der linken Spalte sind die Gefühle aufgeführt, die nach Nagatomo mit dem Anredepronomen *Du* und den beschriebenen Situationen (Höher- oder Gleichgestellte) in Verbindung gebracht werden (siehe auch Kapitel 2.3 „Verwendung des *Du* und *Sie* im heutigen Sprachgebrauch" S. 9).[68]

Yamashita liefert leider keine Aussagen darüber, wie er zu den Ergebnissen in der Tabelle kam. Somit ist es mir nicht möglich die aufgeführten Zahlen näher zu erläutern. Meinem eigenem Verständnis folgend, zeigen die Ziffern in den einzelnen Spalten die Anzahl der Probanden an, die das auf der linken Seite zugehörige Gefühl bejahen würden. Wie viele Menschen befragt wurden ist nicht eindeutig erkennbar, aber laut Abb. 2) „Bedeutungsmöglichkeiten des Du & Sie"auf S. 11 musste es sich um mindestens 38 Personen gehandelt haben.

An dieser Stelle möchte ich kurz auf die unterschiedliche Verteilung der Zahlen eingehen. Vergleicht man die Zahlengrößen in den zwei Spalten „Höhergestellte duzen" und „Gleichgestellte duzen" stellt man fest, dass die aufgezählten Gefühle in größerem Maße auftreten, wenn sich Gleichgestellte duzen.

Ob das Ergebnis von Yamashita, dass das Duzen unter Gleichgestellten die beschriebenen Gefühle vermehrt auftreten lässt als es das Duzen mit Höhergestellten tut, für unsere heutige Zeit zutrifft, kann ich anhand der Ergebnisse meiner Analyse nicht eindeutig belegen.

Auf weitere mögliche Resultate aus Yamashitas Arbeit möchte ich ebenfalls eingehen. Eine PK äußerte während der Interviews beispielsweise: *„Und bei G. ist es so, dass er nun mal der "Chef" ist. Wenn ich G. nicht als meinen sozusagen Chef kennengelernt hätte, würde es sicher kein Problem für mich sein Du zu ihm zu sagen, er ist ja ein sehr sympathischer Mann."*[69]

---

67 Yamashita 1990 S. 18
68 Nagatomo 1986 S. 338
69 *IV Anhang S. vi* Zeile 22 ff

Hier ist zu sehen, dass die Verwendung einer Anrede auch heute noch mit der Stellung bzw. dem Rang eines Berufs verknüpft sein kann. Chef's duzt man nicht. Man siezt sie.

Das eine gewisse Distanz zwischen den Hierarchieebenen vorherrscht, kann man indessen aus den Interviews gut herauslesen. Es ist in den oberen Etagen (PDL und GL) häufig die Rede davon, dass Barrieren gebrochen und Nähe zu den MA hergestellt werden sollen. Daraus kann man schließen, dass eine Distanz zwischen den Arbeitspositionen besteht.

Durch diese Distanz zwischen Angestellten eines Unternehmens jeglicher Hierarchien scheint es mir weniger möglich zu sein beispielsweise kollegiale oder solidarische Gefühle dem anderen gegenüber zu entwickeln. Demnach würde ich es aus den Ergebnissen der zweiten Analyse, welche unter Kapitel 4.2.2 „Zusammenfassung der 2. Analyse" auf S. 29 beschrieben sind, heraus bestätigen, dass die aufgezählten Gefühle zwischen Gleichgestellten häufiger auftreten, als zwischen Höher- und Niedrigergestellten. Um diese Aussage als gültig zu bezeichnen, bedarf es natürlich einer wissenschaftlichen Untersuchung.

Einen kurzen Blick möchte ich bei dieser Gelegenheit noch auf das Alter und die Anrede legen. Bei Beachtung des Alters der Befragten (PK 2, 32 Jahre) des Zitates auf S. 24 kann man zu dem Schluss kommen, dass selbst die jüngere Generation eine Art von ungeschriebener gesellschaftlicher Norm anerzogen bekam und weiterhin in sich trägt. Die Norm würde in oben beschriebenem Zitat lauten, dass unbekannte Personen, in dem Fall der „Chef" (die GL), gesiezt werden. Unbekannt ist der „Chef"/die GL deshalb, da er/sie nur sehr selten persönlichen Kontakt zu den MA in dem betroffenen Unternehmen hat. Dadurch, dass die PK allein schon durch Telefon-/Mitarbeitergespräche und Teambesprechungen einen häufigeren persönlichen Berührungspunkt zu der nächst höheren Instanz der PDL hat, greift hier vermutlich die Norm nicht, das unbekannte Personen gesiezt werden sollen. Die PDL ist der PK persönlich bekannt und somit nicht mehr fremd.

Aber, um zu der Auswertung von Yamashitas Ergebnissen zurück zu kommen, löst, kurz gesagt, das Duzen der Höhergestellten und Gleichgestellten eventuell in einer Person Gefühle von Vertrautheit, Kollegialität, Freundlichkeit, Achtung und Respekt, Solidarität und Höflichkeit aus. Sowohl Nagatomo als auch Yamashita haben die eben genannten Gefühle nicht genauer definiert. Aus deren Arbeiten ist auch nicht abzuleiten in wieweit sich diese voneinander unterscheiden.

Aus diesem Grund nehme ich im nächsten Schritt eine nähere Begriffsbestimmung der von Yamashita aufgezählten Gefühle vor. Dadurch wird es mir möglich herauszufinden, ob seine

Ergebnisse auch für die heutige Zeit für Unternehmen aus dem Gesundheitswesen gültig sind. Die unter folgendem Kapitel 4.2.1 „Begriffsbestimmungen der Emotionen nach Yamashita" auf S. 26 dargestellten Definitionen sollen, beschrieben unter Kapitel 4.2.2 „Zusammenfassung der 2. Analyse" auf S. 29, als Werkzeug einer erneuten Analyse der Befragungen in dieser Arbeit dienen.

### 4.2.1 Begriffsbestimmungen der Emotionen nach Yamashita

#### *Vertrautheit*

Dieser Begriff findet sich ebenfalls in den Ergebnissen meiner Interviews wieder. Im Kapitel 4.1.1 „Begriffsbestimmungen der Kategorien aus den Interviews" auf S. 20 unter *Vertrauen* sind die ausgewählten Definitionen zu finden. Dabei setze ich das Gefühl von Vertrautheit dem Begriff Vertrauen gleich.

#### *Kollegialität*

Eine eindeutige Definition von Kollegialität ist in der aktuellen Fachliteratur nicht zu finden. Reizenstein sagt zu diesem Thema, dass eine gleiche Wertschätzung aller Menschen im Wirtschaftsleben eine natürliche Kollegialität und Verbundenheit zwischen Untergebenen und Vorgesetzten im Betriebsleben ermöglicht.[70] Der Begriff der Kollegialität wird aber auch in ihrer Arbeit nicht eindeutig bestimmt. Für sie ist die Vorraussetzung dafür, dass Kollegialität besteht, eine gleiche Wertschätzung aller Menschen. Sie ist der Ansicht, dass Kollegialität zw. allen Berufspositionen möglich ist, solange diese in ihrer Aufgabe gleiche Wertschätzung, unabhängig von ihrer Funktion erhalten.[71]

In dem Wort Kollegialität stößt man außerdem auf den Begriff Kollege. Die Berufssoziologie bezeichnet damit die Inhaber gleichartiger oder verwandter Berufspositionen.[72] Hier spielt die gleiche Berufsposition eine Rolle. Dies führt zu der Annahme, dass es leichter ist zw. gleichen bzw. verwandten Berufspositionen kollegial zu handeln.

Der Begriff Kollege und die Aussage von Reizenstein implizieren also, dass ein gewisses Maß

---

70 Reizenstein 1961 S. 57
71 ebd.
72 Fuchs-Heinritz; Lautmann; Rammstedt; Wienold 2007 S. 339

an Gleichheit zw. den beteiligten Menschen für das Entstehen von Kollegialität vorhanden sein muss. Menschen, die ähnliche Arbeiten ausführen und ähnliche Qualifikationen haben, können dem Gegenüber leichter Wertschätzung entgegenbringen, da sie Einblick in das Berufsfeld des anderen haben.

Daraus ist zu schließen, dass, je mehr Gleichheit unter den MA besteht, die Wahrscheinlichkeit größer ist, dass sie kollegial miteinander umgehen. Somit habe ich bei der Analyse der Daten vor allem nach Äußerungen über Gleichheit bzw. Ungleichheit geforscht.

### *Freundlichkeit*

Das Gefühl der Freundlichkeit genauer einzugrenzen ist kaum möglich. Auch die Suche nach Literatur aus Wissenschaftsbereichen wie Ethik, Soziologie und Philosophie lieferte keine Ergebnisse. Somit war ich dazu gezwungen auf einige Synonyme, die im Duden unter Freundlichkeit aufgeführt werden, zurückzugreifen. Diese lauten beispielsweise: Entgegenkommen, Gefälligkeit, Güte, Gutherzigkeit, Gutmütigkeit, Herzensgüte, Herzlichkeit, Höflichkeit, Innigkeit, Liebenswürdigkeit, Milde, Nettigkeit, Sanftmut, Verbindlichkeit, Wärme, Warmherzigkeit, Wohlwollen, Zuvorkommenheit.[73] Als freundlich wird jemand bezeichnet, der laut Duden, liebenswürdig und heiter erscheint.[74]

In den Interviewprotokollen habe ich nach Zeichen des Ausdrucks für oben aufgezählte Begriffe gesucht.

### *Solidarität*

Kurz gesagt ist Solidarität das Zusammengehörigkeitsgefühl der Teile in einem sozialen Ganzen.[75] Es bedeutet nach Kopp und Schäfers eine *„Zusammengehörigkeit, ein Bewusstsein von Gemeinsamkeit zwischen Individuen oder Gruppen, das aus sehr unterschiedlichen Gründen entsteht bzw. existiert und aktualisiert wird."*[76]

Hier wird hauptsächlich die Zusammengehörigkeit zwischen Menschen beschrieben. Die nachstehende Begriffsbestimmung ist da konkreter. Solidarität wird hier als ein *„Gefühl der Zusammengehörigkeit zwischen Personen, die trotz Differenzen ihre Interessenlage und Ziele*

---

73 Duden 2010 Band 8 „Freundlichkeit"
74 Duden 2001 Band 7 „Freundlichkeit"
75 Fuchs-Heinritz; Lautmann; Rammstedt; Wienold 2007 S. 599
76 Kopp; Schäfers 2010 S. 257

*als gleich verstehen, aber ungleich beeinträchtigt sehen, woraus der Anspruch bzw. die freiwillige Verpflichtung einseitiger Unterstützung erwächst, gekoppelt mit dem Anspruch auf bzw. der Verpflichtung zur Unterstützung von der anderen Seite, sofern die Situation sich verkehrt.*[77] beschrieben. Die gegenseitige Unterstützung aller Beteiligten ist hier in Verbindung mit den gleichen Interessenlagen und Zielen das ausschlaggebende Element, welches die Solidarität von Kollegialität unterscheidet.

Demnach habe ich in den Niederschriften der Interviews nach Zeichen von bzw. Äußerungen über Zusammengehörigkeit und gegenseitige Hilfe gesucht.

### *Achtung & Respekt*

Achtung wird im Lexikon zur Soziologie gleichgesetzt mit Ehrerbietung. Dies wiederum ist die Handlungskomponente, durch die symbolisch dem Interaktionspartner Wertschätzung übermittelt wird.[78] *„Entgegengebrachte Achtung, wo sie erhalten bleiben soll, bindet den Geachteten sowohl in der aktuellen Interaktion als auch in seiner Handlung und Selbstdarstellung."*[79] Achtung zeichnet sich dadurch aus, dass diese aktiv (durch die eigene Handlung und Selbstdarstellung) und bewusst dem anderen vermittelt wird.

Respekt bezeichnet in sozialphilosophischen Analysen die wechselseitige Achtung zwischen gesellschaftlichen Gruppierungen mit unterschiedlichen Merkmalen, etwa des ethnokulturellen Hintergrunds oder religiösen Bekenntnisses. Ein unterschiedliches Merkmal kann demnach auch die verschiedene Position bzw. Stellung eines MA innerhalb eines Unternehmens sein. Nach soziologischer Definition begegnen sich die verschiedenen Parteien *„als gleichberechtigte Mitglieder einer rechtsstaatlich verfassten politischen Gemeinschaft."*[80] statt einander zu bekämpfen. Es wird auf gleicher Augenhöhe kommuniziert.[81] Dies kann ein kommunikatives Zeichen dafür sein, dass man den anderen respektiert und seine Fähigkeiten als gleichwertig anerkennt. Achtung ist demnach sehr eng mit Respekt verknüpft, denn sie bildet die Vorraussetzung für respektvolles Verhalten untereinander.

In den Aussagen der Probanden fanden sich häufig Wörter wie Achtung und Respekt, weshalb auch hier die Zuordnung meist eindeutig war. Ansonsten habe ich die Protokolle nach Äuße-

---

77 Hondrich; Koch-Arzberger zitiert nach Kopp; Schäfers 2010 S. 257 ff
78 Fuchs-Heinritz; Lautmann; Rammstedt; Wienold 2007 S. 17 f
79 ebd.
80 ebd. S. 553 f
81 ebd.

rungen über Gleichberechtigung bzw. Ungleichberechtigung und Wertschätzung bzw. Abwertung untersucht. Die Kommunikation auf Augenhöhe wurde ebenfalls als Auswahlkriterium verwendet.

### Höflichkeit

Höflichkeit wird u.a. als *„sprachliches oder nicht sprachliches Verhalten, das zum normalen Umgang der Menschen gehört und den Zweck hat, die Vorzüge eines anderen Menschen indirekt zur Erscheinung zu bringen oder ihn zu schonen, wenn er vielleicht nicht vorzüglich sein will"*[82] bezeichnet. Der Duden beschreibt höflich sein damit, dass man anderen den Umgangsformen gemäß aufmerksam und rücksichtsvoll begegnet.[83] Meines Erachtens stehen bei beiden Begriffsbestimmungen die Umgangsformen einer Gesellschaft im Vordergrund. Zu diesen gehört auch das in Kapitel 2.3 „Verwendung des *Du* und *Sie* im heutigen Sprachgebrauch" auf S. 9 beschriebene, situativ angemessene und intuitive Verwenden der Anredepronomen *Du* oder *Sie*. Es bestehen ungeschriebene, für jeden subjektiv wahre Normen diesbezüglich, weshalb es für ein Einhalten oder ein Brechen der Umgangsregeln nur die betroffenen Person als entscheidende Instanz gibt. In den Interviews habe ich versucht dieses Einhalten bzw. Brechen der subjektiven Normen in Bezug auf die Anrede zu finden.

### 4.2.2 Zusammenfassung der 2. Analyse

Ergänzend zu der ersten Analyse, die sich auf die Gemeinsamkeiten der Aussagen in den Interviews konzentrierte, möchte ich mit der zweiten Analyse der Experteninterviews hinsichtlich der Gefühlskategorien Yamashitas zeigen, ob die im Jahr 1990 von ihm beschriebenen Gefühle auf die heutige Zeit übertragbar sind. Es soll außerdem überprüft werden, ob sie auf die Anrede innerhalb von Organisationen des Gesundheitswesens zutreffen.

Im Anhang sind ab S. *xii* die Resultate der 2. Analyse zu finden. Das Vorgehen hierbei ähnelte dem aus der erste Analyse (beschrieben unter Kapitel 4.1 „Auswertung der Interviews. – 1. Analyse" auf Seite 19). Der Unterschied war, dass mir in der zweiten Analyse bereits Kategorien in Form der unter Kapitel 4.2.1 „Begriffsbestimmungen der Emotionen nach Yamashita" auf S. 26 aufgeführten Definitionen, vorgegeben waren. Nach diesen untersuchte ich die Aussagen der Probanden. Die Ergebnisse daraus lassen sich wie folgt darstellen:

---

82 Kretzenbacher; Segebrecht 1991 S. 29
83 Duden 2010 Band 10 „höflich"

| Gefühle in Verbindung mit dem Duzen von Höher-/Gleichgestellten: | Hierarchieebenen: |
|---|---|
| *Vertrautheit* | GL, PDL 1&2 |
| *Kollegialität* | GL, PDL 1&2, PK 1 |
| *Freundlichkeit* | keine Hinweise |
| *Solidarität* | GL, PDL 1&2, PK 1, |
| *Achtung & Respekt* | GL, PDL 1&2, PK 2 |
| *Höflichkeit* | PK 1&2 |

Mit Ausnahme der Gefühlsregung *Freundlichkeit* finden sich alle aufgezählten Gefühle Nagatomo's bzw. Yamashitas in meinen Interviews wieder. Dies mag daran liegen, dass der Begriff der Freundlichkeit nur schwer einzugrenzen ist. Es ist davon auszugehen, dass mit der Anrede *Du* dieses Gefühl nicht zwingend verknüpft ist, da es nicht Thema der Gespräche war. Zeichen von *Kollegialität, Achtung & Respekt* und *Solidarität* dagegen lassen sich auf allen Hierarchieebenen in Verbindung mit der Verwendung des *Du's* finden. Das *Höflichkeit* durch die Wahl der Anrede vermittelt werden kann, scheint nach meiner Auswertung nur für die Ebene der PK von Bedeutung zu sein.

Zusammenfassend komme ich durch die zweite Analyse der Interviews zu dem Ergebnis, dass die von Yamashita aufgezählten Gefühle in Verbindung mit dem Duzen von Höher-bzw. Gleichgestellten innerhalb von Unternehmen im Gesundheitswesen auch heute noch auftreten. Lediglich das Gefühl von *Freundlichkeit* lässt sich nicht in den Antworten der Probanden wiederfinden. Ob dies durch den sprachlichen und gesellschaftlichen Wandel bedingt ist, oder dadurch zustande kommt, dass im Rahmen meiner Arbeit lediglich die firmeninterne Anrede untersucht wurde, kann nicht bestimmt werden. Dies herauszufinden sei Aufgabe einer erneuten Studie.

Im folgenden Kapitel werden nun die Ergebnisse beider Analysen zusammengefasst dargestellt.

### 4.3 Auswirkungen des Duzens auf Mitglieder von Organisationen im Gesundheitswesen

Zum Überblick über die durchgeführten Analysen der Experteninterviews sind die relevanten Ergebnisse, die bereits in den vorausgegangenen Kapiteln 4.1.2 „Zusammenfassung der 1.

Analyse" auf S. 22 und 4.2.2 „Zusammenfassung der 2. Analyse" auf S. 29 dargestellt wurden, erneut auf aufgezeigt.

Die Hierarchieebenen, in denen die entsprechenden Kategorien eine Rolle spielen, habe ich in einer extra Spalte dargestellt. Sie können keine Hinweise darauf geben, ob die aufgeführten Gefühle wirklich empfunden werden. Sie zeigen lediglich auf in welcher Hierarchieebene Aussagen dazu gemacht wurden.

| 1. Analyse | | 2. Analyse | |
|---|---|---|---|
| Ansprüche und Einflüsse des Duzens auf: | Hierarchieebenen in denen sich Aussagen zum Thema gefunden haben: | Gefühle in Verbindung mit dem Duzen von Höher-/Gleichgestellten: | Hierarchieebenen in denen sich Aussagen zum Thema gefunden haben: |
| die *Kommunikation* | GL, PDL, PK | *Vertrautheit* | GL, PDL |
| das Erleben von *Hierarchien* | PDL, PK | *Kollegialität* | GL, PDL, PK |
| die *Beziehungen* zw. den MA | GL, PDL, PK | *Freundlichkeit* | keine Hinweise |
| das *Vertrauen* | GL, PDL | *Solidarität* | GL, PDL, PK |
| das *Betriebsklima/ Arbeitsklima* | GL, PDL, PK | *Achtung & Respekt* | GL, PDL, PK |
| | | *Höflichkeit* | PK |

*Abb. 4) Ergebnisse beider Analysen, eigene Darstellung*

Das Gefühl von *Vertrautheit* und der Anspruch, durch das Duzen gegenseitiges *Vertrauen* zu erlangen ist auf den Hierarchieebenen GL und PDL vertreten. Daraus lässt sich ableiten, dass das *Du* ein Mittel dafür sein soll, das Vertrauen der MA (in dem Fall der PK) zu gewinnen. Auf der Ebene der PK wird dieses Gefühl oder dieser Anspruch nicht geäußert. Dadurch kann ausgesagt werden, das Vertrauen im Zusammenhang mit der Anrede mittels des *Du* von den PK nicht vordergründig empfunden wird.

Zudem scheint dieses Ergebnis zu bestätigen das, vergleicht man die Zahlen der Kategorie *Vertrautheit* der Abb.3) „Bedeutungsmöglichkeiten des Du & Sie; modifizierte Darstellung" auf S. 24, Vertrauen durch ein *Du* zwischen Gleichgestellten leichter hergestellt werden kann, als zu Höhergestellten, da die Höhergestellten den Anspruch haben, das Vertrauen ihrer MA gewinnen bzw. stärken zu müssen.

Das *Du* hat außerdem in allen Hierarchieebenen Auswirkungen auf die *Kommunikation*, das

Gefühl von *Kollegialität*, die *Beziehungen* zwischen den MA, das Gefühl von *Solidarität*, das Gefühl von *Achtung & Respekt* und das *Betriebsklima bzw. Arbeitsklima*. Bei diesen Kategorien handelt es sich um Faktoren, die vor allem das Miteinander, also das Betriebsklima in einem Unternehmen beschreiben.

Die Beeinflussung des Erlebens von *Hierarchien* ist bei den PDL's und PK vertreten. Für die GL scheint es eine untergeordnete Rolle zu spielen, vermutlich da sie ohnehin die oberste Instanz des Unternehmens verkörpert. Der Faktor der *Höflichkeit* in Verbindung mit der Anrede ist für die PK von Relevanz und zum Thema *Freundlichkeit* sind in den Befragungen keine Hinweise zu finden.

Wie kann sich nun die firmeninterne Anrede *Du* auf das Verhalten von MA und FK im Gesundheitswesen auswirken? Bei den eben beschriebenen Ergebnissen handelt es sich um sehr abstrakte Begrifflichkeiten. Um die gestellte Frage, die auch die Forschungsfrage dieser Arbeit darstellt, deutlicher beantworten zu können, werde ich im nächsten Kapitel mögliche Konsequenzen der eben aufgezählten Gefühle, Funktionen und Bedeutungen des *Du* für das wirkliche Arbeitsleben innerhalb von Organisationen im Gesundheitswesen detaillierter aufzeigen.

## 5   Mögliche Auswirkungen des *Du* im Arbeitsalltag

In diesem Kapitel werde ich die Abstraktion der Ergebnisse mit praktischen Gesichtspunkten des Arbeitsalltags in Organisationen des Gesundheitswesen ausführen. Jede einzelne Kategorie aus den Ergebnissen beider Analysen wird dabei von mir aufgezählt und diese sowohl auf die Arbeit von MA als auch von FK übertragen.

Ausgangspunkt meiner Anwendungen sollen die im Rahmen dieser Arbeit durchgeführten Experteninterviews sein. Außerdem werde ich die in den Kapiteln 4.1.1 „Begriffsbestimmungen der Kategorien aus den Interviews" auf S.20 und 4.2.1 „Begriffsbestimmungen der Emotionen nach Yamashita" auf S.26 beschriebenen Definitionen als Basis der folgenden Überlegungen verwenden.

### 5.1   Die Kommunikation

Die Verwendung des *Du* hat, wie bereits unter Kapitel 4.3 „Auswirkungen des Duzens auf Mitglieder von Organisationen im Gesundheitswesen" auf S.30 erwähnt, Einfluss auf die Kommunikation. Und dies auf allen befragten Hierarchiestufen (PK, PDL, GL). Schaut man sich die Ergebnisse der ersten Analyse zum Thema ***Kommunikation*** im Anhang auf S. *x* genauer an, stellt man folgendes fest. Das *Du* soll im Bereich der Kommunikation von Seiten der Führungsebene die Aufgabe haben eine gleichgestellte Gesprächsebene zwischen den Kommunikationspartnern aller Hierarchieebenen herzustellen. Die GL und eine PDL äußerten beispielsweise, dass man durch das *Du* miteinander „*auf Augenhöhe*"[84] kommuniziert. Zudem soll es dazu dienen Gespräche offener zu gestalten.[85] Das *Du* soll außerdem die Vorraussetzung dafür geben, dass Probleme der Beteiligten, v.a. der MA, schneller angesprochen werden können.[86] Die PK äußerten sich dazu insofern, dass es mittels des *Du's* leichter fällt miteinander ins Gespräch zu kommen.[87]

Wie kommen die Anforderungen der Führungsebene an das *Du* und die daraus resultierenden Wirkungen auf der Mitarbeiterebene im realen Arbeitsleben zum Tragen?

Ziel der Kommunikation in einer Organisation soll es sein, die Arbeit und Zusammenarbeit

---

84 *IV Anhang S. i*, Zeile 2-3 (GL) und *S. iii*, Zeile 2 (PDL 1)
85 *IV Anhang S. iii*, Zeile 12
86 *IV Anhang S. v* Zeile 12
87 *IV Anhang S. vi* Zeile 4

durch die Beeinflussung des Verhaltens zu erleichtern und zu verbessern.[88] Dafür soll sie Wissen vermitteln und zwischenmenschliche Beziehungen entwickeln.[89] Geht man dabei näher auf die Funktion des *Du* ein ist zu sehen, dass dieses sich vor allem als Werkzeug einer Entwicklung von zwischenmenschlichen Beziehungen erweisen soll.

Hierauf verweisen Stellen aus den Interviewprotokollen, in denen die Interviewpartner äußerten, dass die Gespräche offener sind und Probleme mit Verwendung des *Du* schneller angesprochen werden können. Davon, dass Informationen direkt übermittelt werden sollen ist im Zusammenhang mit dem *Du* nicht die Rede. Die Ergebnisse der ersten Analyse zeigen dahingehend bekräftigend, dass durch das *Du* die Beziehung zwischen den Organisationsmitgliedern beeinflusst wird. Dieser Punkt soll aber an anderer Stelle unter Kapitel 5.10 „Beziehungen" auf S. 46 näher erläutert werden.

Geht man davon aus, dass das *Du* die zwischenmenschliche Beziehung von MA v.a. zu ihren FK beeinflussen soll, scheint es notwendig einen genaueren Blick auf den Beziehungsaspekt der Kommunikation zu werfen um sich der Auswirkungen des Duzens bewusst zu werden.

Nach Watzlawick hat eine Mitteilung immer sowohl einen Inhalts- als auch einen Beziehungsaspekt.[90] Als Inhaltsaspekt wird die Information einer Mitteilung bezeichnet. Der Beziehungsaspekt zeigt auf, wie der Empfänger vom Sender verstanden werden möchte.[91] In dieser Art von Informationsvermittlung steht eher im Vordergrund wie etwas gesagt wird, als was gesagt wird.[92] Frei nach dem Motto „Der Ton macht die Musik".

Ist die Beziehung zum Gesprächspartner eher positiv oder neutral, ist es leichter den Inhalt einer Nachricht auch neutral zu verstehen. Fühlt sich dagegen einer der beiden Redner unwohl, überwiegt der Beziehungsaspekt der Nachricht. Somit besteht die Gefahr der falschen Informationsvermittlung. Man interpretiert den Inhalt im Kontext der Beziehung zueinander und verlässt damit die Sachebene.[93]

Dieses Unwohlsein muss nicht unbedingt in direktem Zusammenhang mit dem Gegenüber stehen. Es kann auch ein aus der Situation heraus entstandenes unwohles Gefühl sein, welches vom Sachinhalt ablenkt. Wenn man es beispielsweise nicht gewohnt ist seinen Chef mit *Du* anzusprechen, kann man sich in dieser Gesprächssituation durchaus unwohl fühlen. Je nachdem ob und welche Vorerfahrungen der Gesprächsteilnehmer im Laufe seines Arbeitslebens

88 Stroebe, Rainer W. 2001 S. 12 f
89 ebd.
90 Ternes 2008 S. 38
91 ebd.
92 ebd. S. 39
93 ebd.

mit dem Duzen gemacht hat, wird er darauf positiv, neutral oder negativ reagieren.

Angestellte im Gesundheitswesen waren und sind vielfach in sehr hierarischen Strukturen verhaftet, besonders wenn man an die Institution Krankenhaus denkt.[94] Krankenhäuser oder Kliniken wurde in der Literatur beispielsweise immer wieder mit den Merkmalen militärischer Organisationen verglichen, welche auch heute noch stark von Hierarchien und den damit verbundenen Rangunterschieden der MA geprägt sind.[95]

Rangunterschiede äußern sich, wie unter Kapitel 2.2 „Geschichtliche Entwicklung des Duzens und Siezens" auf S. 5 bereits beschrieben, auch heute noch u.a. in der Form der Anrede. Das Pflegepersonal siezt die Ärzte und der Kontakt zur Leitung in der Pflege ist ebenfalls von dieser eher formellen Gestalt. Somit scheint es natürlich, dass das plötzlich ungewohnte Duzen des Vorgesetzten anfangs mit Unwohlsein verbunden sein kann. Stellen aus den Gesprächsprotokollen dieser Arbeit belegen diese Vermutung.[96] Nun wird vom eigentlichen Inhalt der Nachricht in der Situation des Duzens abgelenkt.

In verschiedenen Gesprächen, die ich mit Pflegepersonal führte, wurde außerdem berichtet, das Anfangs eine Irritation entstand, als der höchste Vorgesetzte mit einem *Du* auf sie zu kam. Einerseits fühlte man sich dadurch gezwungen zurückzuduzen, was vielen widerstrebte und andererseits kam bei einigen ein Gefühl von Misstrauen auf. Daraufhin wurde alles kritisch hinterfragt was die Führungsperson äußerte und tat. Der eigentliche Inhalt des Gesprächs wurde zur Nebensache.

Zusammenfassend kann gesagt werden, dass das *Du* auf der Kommunikationsebene ein sprachliches Mittel sein kann, um eine offene Kommunikationskultur in einem Unternehmen zu pflegen. Es kann die Gesprächsbereitschaft aller öffnen und verbessern. Dennoch sollte man sich darüber im Klaren sein, dass besonders bei der verpflichtenden Anrede mit *Du* unter allen MA damit zu rechnen ist, dass Informationen verloren gehen, falsch gedeutet werden können und Gerüchte entstehen, denn das *Du* kann im betrieblichen Umfeld den Beziehungsaspekt einer Nachricht verstärken.

Auch wenn der Anspruch der Führungsposition innerhalb der Kommunikation der ist, dass z.B. der MA in die Lage versetzt werden soll auch über seine Probleme reden zu können, braucht es mehr Faktoren, als die Einführung des *Du* allein. Petermann schreibt dazu, dass es nur unter der Bedingung des Vertrauens möglich ist über problematische Themen zu reden.[97]

---

94 Sochatzy 2008 S. 169
95 Höflich 1984 S. 77
96 *IV Anhang S. viii* Zeile 22 ff
97 Petermann 1985 S. 10

Die Vorraussetzung für eine offene Kommunikation ist also das Vertrauen.[98] Da dieser Aspekt ebenfalls in den Analysen der Interviews zu finden war, möchte ich diesen als nächsten Punkt im Zusammenhang mit dem Duzen aufführen.

### 5.2 Das Vertrauen bzw. die Vertrautheit

Vertrauen innerhalb verschiedener hierarchischer Ebenen fördert den Informationsaustausch, da es eine offene Kommunikation möglich werden lässt. Es hat somit einen positiven Einfluss auf die Qualität der sozialen Interaktion und steigert die Arbeitsmotivation.[99] Zusätzlich ist es auch ein Mittel dafür, den MA an die FK und somit an das Unternehmen emotional zu binden (siehe auch Kapitel 4.1.1 „Begriffsbestimmungen der Kategorien aus den Interviews", S. 20). Es könnten noch viele weitere positive Argumente dafür aufgezählt werden, welche positiven Auswirken das Vertrauen unter Angestellten eines Unternehmens hat, was an dieser Stelle aber nicht von Bedeutung sein soll. Offensichtlich ist, dass dieses Gefühl ein Grundelement funktionierender Zusammenarbeit in Organisationen ist, welches sich positiv auf deren Zielerreichung auswirkt.[100] Deshalb scheint es mir nicht verwunderlich, dass das Phänomen des Vertrauens innerhalb der Befragung in dieser Arbeit speziell von den FK im Zusammenhang mit dem *Du* genannt wurde (siehe auch Kapitel 4.3 „Auswirkungen des Duzens auf Mitglieder von Organisationen im Gesundheitswesen" S. 30).

Es ist anzunehmen, dass die „mächtigere" FK in dem Fall diejenige ist, die den Prozess der Vertrauensentwicklung anstossen will. Das diese Annahme durchaus innerhalb von Betrieben ihre Anwendung findet bestätigen Rosemann und Neubauer durch Studien diesbezüglich, die ich hier aber nicht näher erläutern möchte.[101]

Welche Funktion hat nun das *Du*, wenn es um Vertrauensförderung geht?

Es kann von Seiten der FK als Symbol der Vertrauenswürdigkeit gezielt verwendet werden. Symbolisch deshalb, weil im allgemeinen Sprachgebrauch mit der Verwendung des *Sie* häufig u.a. Autorität und soziale Verschiedenheit verbunden sind, mit dem *Du* dagegen nicht (siehe auch Kapitel 2.3 „Verwendung des *Du* und *Sie* im heutigen Sprachgebrauch", S. 9).

Die soziale Verschiedenheit drückt sich innerhalb von Unternehmen v.a. durch Machtunterschiede aus. Durch die Verwendung des *Du* kann die Wahrnehmung des Machtunterschieds

---

98 Neubauer; Rosemann 2006 S. 132
99 ebd. S. 126
100 Walenta; Kirchler 2011 S. 86
101 Neubauer; Rosemann 2006 S. 132

verringert werden. Dies hat symbolischen Charakter, da die Machtunterschiede dennoch bestehen, denn letztlich entscheidet immer noch der Chef ob er jemanden kündigt oder nicht. Eine Untersuchung von Willemyns diesbezüglich kam zu dem Ergebnis, dass die Auswirkungen auf die Vertrauensentwicklung um so negativer waren, je stärker die FK ihren Machtstatus und ihre Führungsrolle betonte.[102] Benutzte sie dagegen einen Kommunikationsstil, der sich u.a. durch eine geringe Betonung der eigenen Macht auszeichnet, wurde ein Gespräch von MA als positiv und vertrauensfördernd erlebt.[103]

Diese gezielte Verwendung des *Du* zeigt auch einen instrumentellen Charakter der Vertrauensgewinnung an, welcher an sich problematisch zu sehen ist. Der Eindruck einer rein instrumentellen Vorgehensweise sollte gerade dann vermieden werden, wenn man Vertrauen beim Gegenüber erzeugen will.[104]

Die MA bzw. PK in meiner Befragung haben das Gefühl des Vertrauens nicht mit dem *Du* in Verbindung gebracht. Somit scheint es diesbezüglich bei ihnen keine Auswirkungen zu haben oder diesem Gefühl wird keine höhere Bedeutung zugeschrieben. Daraus kann man schließen, dass die alleinige Verwendung des *Du* nicht ausreichend dafür ist, ein vertrauliches Gefühl zwischen den MA und ihren FK hervorzurufen. Sicherlich sind weitere Faktoren nötig die das Entstehen von Vertrauen fördern. Dies können sowohl organisatorische Gegebenheiten wie Arbeitsplatzsicherheit und ausreichende Ressourcen sein, als auch Faktoren, die im Umgang miteinander zu suchen sind.[105] Auf diese möchte ich aber im Rahmen dieser Arbeit nicht näher eingehen, da das Thema des Vertrauens zwischen FK und MA dafür zu komplex ist.

Insgesamt kann gesagt werden, dass die Verwendung des *Du* innerhalb von Organisationen im Gesundheitsbereich ein Mittel von vielen sein kann, welches den Weg zu einem vertrauensvollen Miteinander der MA und FK eröffnet und unterstützt.

Wenn man die Protokolle der Interviews aller Befragten betrachtet ist auffallend, dass bei der ersten Frage nach der Intention der Verwendung des *Du* die Funktion der Reduzierung von Hierarchien genannt wird. Dies sowohl von den PK als auch von den PDL. Da die Wahrnehmung von Hierarchien ein Faktor sein kann, der, wie in diesem Kapitel beschrieben, eine Vertrauensentwicklung verhindert, komme ich im folgenden gesondert auf das Thema Hierarchie zu sprechen.

---

102 Willemyns zitiert nach Neubauer; Rosemann 2006 S. 137
103 ebd.
104 ebd. S. 135
105 ebd. S. 138

## 5.3    Das Erleben von Hierarchien

Dass das *Du,* die Wahrnehmung von Machtunterschieden und damit von Hierarchien beein-flussen kann, scheint die erste Analyse der Befragungen dieser Arbeit zu bestätigen. Sowohl die PK als auch die PDL's äußerten sich bestätigend zu dieser Thematik. Das *Du* soll nach de-ren Aussagen die Wahrnehmung von Hierarchien dahingehend beeinflussen, dass diese weni-ger spürbar sind. Das dies eine Auswirkung darauf haben kann, dass Vertrauen untereinander entsteht, wurde bereits im Kapitel 5.2 „Das Vertrauen bzw. die Vertrautheit" auf Seite 36 deut-lich gemacht.

Hierarchien haben aber durchaus ihren Sinn. Durch sie ist geregelt, wer welche Entscheidun-gen mit einer bestimmten Bedeutsamkeit treffen kann.[106]

Früher wurde die Position des Einzelnen innerhalb einer Organisation unter anderem durch Symbole für andere erkennbar gemacht.[107] Als Beispiele wären hier zu nennen die Schulter-stücke eines Generals, der Federschmuck eines Indianerhäuptlings oder die Amtskette des Bürgermeisters.[108]

Auch heute noch findet man Formen dieser Symbolik innerhalb verschiedener Institutionen wieder. Beispiele dafür sind die Rangabzeichen der Bundeswehr. Im Krankenhaus werden Hierarchien durch den weißen Kittel und Titel wie Assistenzarzt, Oberarzt, Chefarzt, die auf dem Namensschild vermerkt sind, dargestellt.

Mit Hilfe solcher optischen Zeichen war bzw. ist es dem Gegenüber leichter möglich seinem Gesprächspartner quasi auf den ersten Blick best. Kompetenzen zuzuordnen.

Doch diese symbolischen Zeichen existieren heute kaum noch. Besonders dann nicht, wenn man Organisationen im Gesundheitswesen betrachtet, die sich außerhalb von Krankenhäusern oder Kliniken befinden. Genannt seien hier beispielsweise ambulante Pflegeeinrichtungen in denen keine „Kleiderordnung" im klassischen Sinne herrscht und Ärzte nur im Notfall ver-ständigt werden und somit keine direkte und tägliche Zusammenarbeit mit ihnen stattfindet. Wie erkennt man hier wer was zu sagen hat? Wie hebt sich die PDL von der PK ab? Woran er-kenne ich die GL? Besonders in größeren Unternehmen, in denen es dem Einzelnen nicht mehr möglich ist alle MA namentlich zu kennen, kann diese Frage durchaus Relevanz haben. Hier kommt das *Sie* zum Einsatz. Es erfüllt in der heutigen Zeit auf der sprachlichen Ebene

---

106 Steffens; Westenbaum 2008 S. 370
107 ebd. S. 371
108 ebd.

die Funktion Rangunterschiede zum Ausdruck zu bringen. Insbesondere wenn man die Geschichte der Anrede berücksichtigt (siehe dazu Kapitel 2.2 „Geschichtliche Entwicklung des
Duzens und Siezens" S. 5.) Kollegen oder MA auf gleicher Ebene duzen sich. Höhergestellte
werden gesiezt. So kann bereits im Kontext der Organisation durch die Anrede vermittelt werden, wer die höhere „Macht" inne hat. Nämlich der Siezende bzw. Gesiezte.

Dieses Erkennungsmerkmal Anrede fällt mit der allgemeinen Verwendung des *Du* innerhalb
aller Hierarchieebenen weg. Somit kann dieser Umstand durchaus dazu führen, das Unsicherheiten im Umgang mit der FK entstehen. Wie weisungs- und entscheidungsbefugt ist diese
Person überhaupt? Wer ist derjenige, der das Sagen hat? Das *Du* kann so gesehen die Ernst-
haftigkeit der Machtverhältnisse verschleiern.[109] Und diese Verschleierung kann Auswirkungen haben, denn je radikaler die Verleugnung realer Machtstrukturen ist, desto größer sind
ihre Chancen das diese sich in Aggressivität äußern, welche sicherlich Einfluss auf die Beziehung zwischen Vorgesetzten und MA hat.[110]

Die FK muss somit in der Lage sein ihre Kompetenzen und Befugnisse auf andere Art und
Weise dem MA deutlich zu vermitteln. Z.B. müssen rationale Kriterien für Entscheidungen
deutlicher dargestellt werden um Missverständnissen vorzubeugen.[111] Die Grenzen was Entscheidungen und Zuständigkeiten betrifft müssen klar gezogen werden. Auf diese Weise fördert das *Du* sicherlich auch kollegiales Verhalten untereinander, welches als nächstes Thema
behandelt werden soll.


## 5.4   Die Kollegialität


Auch anhand der im Kapitel 4.2.1 „Begriffsbestimmungen der Emotionen nach Yamashita"
auf S. 26 vorgenommenen Eingrenzung von Kollegialität ist es schwierig in der Fachliteratur
konkrete Beschreibungen dafür zu finden, was dieses Phänomen eigentlich ausmacht.

Im Duden ist von kollegialem Handeln dann die Rede, wenn man für seine Kollegen eintritt
und ihnen hilft.[112] Diesen Faktor der Hilfsbereitschaft konnte ich anhand der Befragungen im
Zusammenhang mit dem *Du* nicht feststellen.

Es hat in den Augen der Befragten die Aufgabe, Gleichheit untereinander zu fördern. Und diese Gleichheit kann u.a. das Gefühl der Kollegialität unter den Organisationsmitgliedern her-

---

109 Amendt 1999 S. 101
110 ebd. S. 74
111 ebd.
112 Duden 2010 Band 10 „kollegial"

vorrufen. Demnach scheint es so, dass das Duzen die Vorraussetzung dafür bietet sich in einem kollegialen Umfeld zu fühlen. Dies wurde zwar in den Interviews nicht in direkten Zusammenhang mit dem *Du* von den Befragten erwähnt, dennoch schließe ich die Möglichkeit nicht aus, dass Kollegialität von den MA verstärkt empfunden wird, wenn sie sich untereinander duzen.

Eine Auswirkung des Gefühls von Kollegialität kann sein, dass die Verwendung des *Du* den Anspruch an kollegialem Miteinander in den Vordergrund rückt. Und zwar vom MA an die FK und umgekehrt. Doch können das kollegiale Gefühl und die damit verbundenen Erwartungen an Unterstützung der Interaktionspartner sehr stark voneinander abweichen. Jeder hat andere Vorstellungen davon, wo kollegiale Hilfe anfangen und aufhören soll. Ist es schon unkollegial, wenn ich die Frage meines Vorgesetzten, ob ich noch einen zusätzlichen Dienst machen kann mit „Nein" beantworte? Handle ich kollegial wenn ich als Führungsperson meinem MA mitteile, dass er auch trotz seiner Bitte um ein „Frei" an diesem Tag arbeiten muss? Diese Fragen können in Personen zu Intrarollenkonflikten führen, welche sich wiederum negativ auf die Beziehungen untereinander und damit auf das Betriebsklima auswirken können.

Mit dem Einführen der allgemeinen Anrede des *Du* und dem damit verbundenen Gefühl der Kollegialität kann man also Gefahr laufen, das Einzelne sich zu kollegialem Verhalten genötigt fühlen und/oder normale Dienstanweisungen als ungerechtfertigt empfunden werden. Wichtig ist in dem Fall verstärkt zu klären, welche Ansprüche konkret von den beteiligten Personen erwartet werden können um semantische Konflikte und die dadurch ausgelösten Intrarollenkonflikte zu vermeiden und damit Enttäuschungen und Missverständnisse auf beiden Seiten zu verhindern.

Eng mit dem Begriff der Kollegialität ist auch die Solidarität verknüpft auf die ich als nächstes zu sprechen komme.

## 5.5    Die Solidarität

Nach Kretzenbacher und Segebrecht drückt die Anrede *Du* Solidarität aus.[113] Sie zeigt in Anlehnung an die Duz-Expansion der Studentenbewegung von 1968 (siehe auch Kapitel 2.2 „Geschichtliche Entwicklung des Duzens und Siezens" S. 5) *„den Wunsch nach einem Umgang ohne Klassen- und Standesbarrieren, die Zugehörigkeit zu einer irgendwie fortschrittli-*

---

113 Kretzenbacher; Segebrecht 1991 S. 49

*chen Gemeinschaft von Gleichgesinnten. Sie sagt: Auch wenn wir uns nicht kennen, sind wir uns nah, denn wir wollen das gleiche. Es suggeriert die All-Einheit der Gesinnungsgenossen.* [114]

Besonders der Wunsch nach einem *„Umgang ohne Klassen- und Standesbarrieren"* [115] lässt sich in den Auswertungen der Interviewprotokolle wiederfinden. In den Gesprächen mit der GL und den PDL ist häufig als Aufgabe des *Du* genannt worden, dass es dazu dienen soll *„Barrieren zu brechen"* [116], die zwischen ihnen und ihren MA existieren (siehe auch unter Kapitel 5.3 „Das Erleben von Hierarchien" auf S.38). Berücksichtigt man obiges Zitat, kann man daraus schließen, dass Solidarität innerhalb von Unternehmen nur möglich ist, wenn das Gefühl von Ungleichheit weitestgehend abgebaut werden kann.

Ähnlich wie unter Kapitel 5.4 „ Die Kollegialität" auf S. 39 beschrieben, wird ebenfalls der Begriff der Solidarität nicht direkt von den Befragten mit dem *Du* in Verbindung gebracht, sondern mit seiner Verwendung scheint eine kommunikative Basis für dieses Gefühl gegeben zu sein. Also gehe ich davon aus, dass mit dem Duzen unter den Kommunikationspartnern das Aufkommen eines Gefühls von Solidarität unterstützt wird. Insbesondere dann, wenn eine allgemein verbindliche *Du*-Anrede zwischen allen Organisationsmitgliedern vorherrscht. Solidarisches Zusammenarbeiten ist Ausdruck des sozialen Vermögens eines Unternehmens. Dieses soziale Vermögen ist die wichtigste Bedingung dafür, Personal zu fördern und im Sinne der Zielerreichung zu mobilisieren. [117]

*„Die Evolution hat den Menschen das Bedürfnis eingepflanzt dazuzugehören und sich akzeptiert zu fühlen."* [118] Somit kann durch das mit dem *Du* möglicherweise verbundene Gefühl von Solidarität, dem Bedürfnis nach Akzeptanz und Zugehörigkeit des Einzelnen Raum gegeben werden. *„Gemeinsame Gedanken, Gefühle, Motive, Regeln und Handlungen erfüllen sinn- und beziehungsstiftende Funktionen; sie fördern Kohäsion und Kohärenz, bilden das vielleicht wichtigste „Bindemittel" und den wichtigsten „Treibstoff" sozialer Systeme."* [119]

Unter all den positiven Aspekten die ein so gewecktes solidarisches Gemeinschaftsgefühl mit sich bringen mag, sollte man dennoch die Möglichkeit nicht außer Acht lassen, dass das solidarisch empfundene *Du* vor allem bei Individualisten durchaus Beklemmungen auslösen

---

114 Dieter E. Zimmer zitiert nach Kretzenbacher; Segebrecht 1991 S. 49
115 ebd.
116 *IV Anhang S. xiii f*
117 Badura 2010 S. 5
118 Waal zitiert nach Badura 2010 S. 4
119 Badura 2010 S. 6

kann.[120] Es macht es dem Einzelnen in diesem Fall schwer, die eigene Individualität gegen das vorherrschende Gemeinschaftsgefühl zu behaupten und kann zu einer plötzlichen Flucht führen.[121] Um das kreative Potential dieser MA nicht zu verlieren, müssen von Seiten der FK Maßnahmen getroffen werden, die der Individualität der Betroffenen Person Raum geben können. Dies kann z.B. in Form einer speziellen Stabsstelle etc. geschehen, die den besonderen Fähigkeiten des MA entspricht.

### 5.6    Achtung & Respekt

Im Zusammenhang mit der Anrede wird heute wie früher häufig ein Gefühl von Achtung & Respekt wahrgenommen. Im Arbeitsbereich der PK wurde geäußert, dass das *Sie* ein „*Zeichen von Respekt ist*"[122] und man durch ein *Du* leichter „*ins Abwertende rutschen*"[123], also den Respekt vor dem Anderen verlieren kann. Die GL dagegen äußerte, dass gerade durch das *Sie* diese Abwertung passieren kann und dass das *Du* die Funktion haben soll diese zu unterbinden[124].

Im Zusammenhang mit der Anrede *Du* und *Sie* zeigen sich auf diese Weise zwei unterschiedliche, nahezu gegensätzliche Sichtweisen der Funktionen der Anrede im Singular und ihrer ausgelösten Gefühle.

Daraus ableitend kann man sagen, dass weder dem *Du* noch dem *Sie* eine eindeutige Funktion im Bezug auf die Gefühle Achtung & Respekt innerhalb von Organisationen im Gesundheitswesen zugeschrieben werden kann.

Die Funktion der jeweiligen Anredeformen scheint aber u.a. vom betrieblichen Rang der Person abhängig zu sein. Untergeordnete empfinden das *Du* dem Höhergestellten gegenüber eher als eine Art von Respektlosigkeit. Höhergestellte benutzen das *Du* dagegen um die Respektlosigkeit gegenüber den MA zu verringern und die Achtung zu wahren. Dieser Umstand scheint mir sehr interessant und macht es auch verständlich, dass vor allem im Erstkontakt mit dem *Du* als allgemeine Anredeform Unsicherheiten mit den damit ausgelösten Gefühlen entstehen können. Um dies zu vermeiden ist darauf zu verweisen, das sowohl das *Sie* aber auch besonders das *Du* kein alleiniges Mittel dafür sein kann, dem Gegenüber Achtung & Respekt zu

---

120 Kretzenbacher; Segebrecht 1991 S. 52
121 Amendt, 1999 S. 96
122 *IV Anhang S. vii*, Zeile 5
123 *IV Anhang S. vii*, Zeile 7
124 *IV Anhang S. i*, Zeile 4/5

vermitteln. Von den PDL's wurde dazu beispielsweise geäußert, dass Respekt nicht durch das Siezen erreicht wird, sondern sich durch Leistung, Flexibilität und Kooperationsbereitschaft der FK beim MA ausdrückt.[125]

Beide Parteien sind der Ansicht, dass mit dem *Du* bzw. *Sie* Achtung & Respekt ausgedrückt werden kann. Dies ist aber innerhalb von Unternehmen mittels der Anrede nicht möglich, da diese im Fall von Achtung & Respekt, wie beschrieben, ambivalente Funktionen hat. Somit muss das Bewusstsein dafür sowohl beim MA als auch bei der FK vorhanden sein, um eventuell aufkommende Konflikte zu verstehen.

Ebenso wie bei den ausgelösten Gefühlen Achtung & Respekt durch die Anrede kann auch zum Thema Höflichkeit keine eindeutige Funktionsbestimmung der Anredepronomen vorgenommen werden, welches im nächsten Kapitel beschrieben werden soll.

### 5.7  Die Höflichkeit

In der Linguistik wurde und wird versucht grammatikalische Regeln für Anredeform und Höflichkeit zu formulieren. Eine Regel dafür lautete wie folgt: *„Wenn von zwei Ausdrucksformen, die in einer Situation zur Wahl stehen, die eine im Singular und die andere im Plural steht, so ist immer die Pluralform die höflichere."*[126] Ruft man sich meine Ausführungen im Kapitel 2.2 „Geschichtliche Entwicklung des Duzens und Siezens" auf S. 5 in Erinnerung, so scheint dies nachvollziehbar. Die Indirektheit der Anrede wird zum Indikator für Höflichkeit.[127]

Diese Regel kann jedoch nicht auf alle Gesprächssituationen übertragen werden. Wie bereits erwähnt, spielen gesellschaftliche Normen bei der Wahrnehmung von Höflichkeit im Zusammenhang mit der Anrede ebenfalls eine Rolle. Kohz sagt dazu, dass diese Normen u.a. darin zum Ausdruck kommen, dass Umgangsformen entstehen, die für das menschliche Miteinander als normal gelten.[128] Die sprachliche Normalität drückt sich seines Erachtens durch die Häufigkeit der Verwendung von, in diesem Fall einem Anredepronomen, unter bestimmten Bedingungen aus.[129]

Am Beispiel eines Unternehmens, welches das *Du* als verbindliche Anrede verwendet, kann dies deutlich gemacht werden. In diesem Unternehmen wird es als normal empfunden sich zu

---

125 *IV Anhang S. v*, Zeile 20/21
126 Kretzenbacher; Segebrecht 1991 S. 30
127 ebd. S. 31
128 Kohz zitiert nach Kretzenbacher; Segebrecht 1991 S. 29
129 ebd. S. 30

duzen, da das *Du* von jedem tagtäglich benutzt wird. Das *Sie*, nach oben genannter Regel das Höflichkeitspronom, kann hier leicht als „*markierte Verweigerung des du*"[130] verstanden und daher eher als unhöflich empfunden werden. Daraus resultiert, dass eine strikte Gleichsetzung des Pronomen *Sie* mit der Bedeutung Höflichkeit und der Anredeform *Du* mit Unhöflichkeit keinen Sinn macht, sondern diese u.a. abhängig von der Gesprächssituation ist.[131]

In diesem Zusammenhang stellt sich mir die Frage, welche Erfahrungen im Leben mit der Anrede wirklich als „normal" empfunden werden. Eine PK äußerte sich beispielsweise wie folgt: „*und ich habe mal gelernt, ältere Menschen mit Sie anzusprechen*"[132] Aus dieser Äußerung kann man schließen, dass die Prägung von gesellschaftlich anerzogenen Normen, welche normalerweise über einen sehr langen Zeitraum passiert, im Gegensatz zu zeitlich begrenzteren Erfahrungen, wie beispielsweise die Verwendung des *Du* während einer Anstellung, weitaus länger bestehen bleiben kann. Dies wiederum lässt die Möglichkeit offen, dass die Anrede im Singular von Personen in einem Duzumfeld dennoch als unhöflich empfunden werden kann. Eine Möglichkeit Missverständnissen vorzubeugen ist hier, das die FK abfragt, ob ein *Du* als angenehm empfunden wird. Somit kann verhindert werden, dass unangenehme Gefühle das Betriebsklima negativ beeinflussen.

Abschließend ist festzustellen, dass es keine allgemein gültigen Regeln für Anredeform und Höflichkeit gibt. Die Wahrnehmung des Einzelnen entscheidet ob höflich oder nicht. Diese wiederum ist, so Kretzenbacher, abhängig von den Dimensionen Nähe und Distanz[133], auf die ich unter Kapitel 5.10 „Beziehungen" auf S. 46 näher eingehen möchte.

Vorerst möchte ich noch auf den Begriff der Freundlichkeit zu sprechen kommen, da dieser meines Erachtens mit Höflichkeit einhergeht.

## 5.8    Die Freundlichkeit

Zum Thema Freundlichkeit und Anrede konnte ich keinerlei Hinweise in der Fachliteratur und den Protokollen der Interviews finden. Diese Tatsache lässt mich zu der Annahme kommen, dass dieses Phänomen im Zusammenhang mit dem Duzen und Siezen heute nicht mehr wahrgenommen wird. Yamashita konnte dieses Gefühl in seinen Untersuchungen von 1991 belegen (siehe Abb. 2 ) Bedeutungsmöglichkeiten des Du & Sie auf S. 11). Da er den Begriff der

---

130 Kretzenbacher; Segebrecht 1991 S. 29
131 ebd. S. 37
132 *IV Anhang S. viii*, Zeile 21
133 Kretzenbacher 2010 S. 4

Freundlichkeit aber ebenfalls in seinen Untersuchungen nicht eindeutig bestimmt hat, ist es mir nicht möglich seine Ergebnisse für diese Arbeit zu übertragen. Seine Daten zeigen dennoch, dass es keinen auffallenden Unterschied zw. *Sie* und *Du* und der damit gefühlten Freundlichkeit gibt, woraus ich schließe, das er nicht an die Anredepronomen gekoppelt ist.

Unter den Begriffen, die laut Duden als Synonyme für Freundlichkeit genannt werden, taucht allerdings auch der Begriff der Höflichkeit auf (siehe auch S. 27) weshalb ich an dieser Stelle auf meine Ausführungen unter Kapitel 5.7 „Die Höflichkeit" auf S. 43 verweisen möchte.

### 5.9   Das Betriebsklima bzw. Arbeitsklima

Im Folgenden werde ich in meinen Ausführungen die Begriffe Betriebsklima und Arbeitsklima synonym verwenden. (Zur genaueren Definition siehe auch Kapitel 4.1.1 „Begriffsbestimmungen der Kategorien aus den Interviews", S. 20 ***Betriebsklima/Arbeitsklima***).

Laut Rosenstiel und Wendelin; Weibler stehen das Betriebsklima und die soziale Beziehungsstruktur innerhalb von Organisationen in wechselseitiger Abhängigkeit zueinander.[134] [135] Die Beziehungsstruktur definiert sich u.a. aus den Beziehungen zwischen Kollegen untereinander sowie zu deren Vorgesetzten und dadurch, wie diese von den Betroffenen wahrgenommen werden .[136] Diese Wahrnehmung von Beziehungen ist ein bedeutender Einflussfaktor auf das Betriebsklima.[137]

Nimmt man Bezug auf die Definition von Betriebsklima nach Brecht auf S. 22, ist es nachvollziehbar, dass dieser Begriff im Zusammenhang mit dem *Du* in den Befragungen auftaucht. Das *Du* hat, wie bereits beschrieben, Auswirkungen auf die firmeninterne Kommunikation und das Gefühl von Vertrauen bzw. Misstrauen. Diese Elemente beschreiben Vorgänge zwischenmenschlicher Interaktion und Kommunikation, welche die Schwerpunkte der Beziehungsstruktur eines Unternehmens darstellen. Durch diese direkte Abhängigkeit von Betriebsklima und Beziehung möchte ich an dieser Stelle auf das folgende Kapitel 5.10 „Beziehungen" verweisen, da dort die Auswirkungen des *Du* auf dieses Phänomen beschrieben werden.

---

134 v. Rosenstiel 2008 S. 23
135 Wendelin; Weibler 2005 S. 88
136 v. Rosenstiel 2008 S. 23
137 Schlotter 2007 S. 15

## 5.10 Beziehungen

Betrachtet man die Ergebnisse aus den Interviewprotokollen zum Thema Beziehungen zeichnet sich eine deutliche Tendenz dazu ab, dass die Intensität der Beziehungen über die Elemente Nähe und Distanz im Zusammenhang mit den Anredepronomen *Du* und *Sie* wahrgenommen wird. Das Duzen ist dabei mit Nähe verknüpft. Das Siezen wird mit dem Gefühl der Distanz besetzt.[138]

In der Linguistik kommt hier der Begriff „soziale Deixis" zum Tragen. Allgemein wird darunter verstanden, dass mittels der Sprache auf die sozialen Rollen der Interaktanten Bezug genommen wird.[139] Es findet somit innerhalb der Kommunikation eine Selbst- und Fremdpositionierung statt.[140] Wie nah oder fern kann und will ich meinem Gegenüber sein? Wie weit lasse ich den anderen in meinen persönlichen Raum vordringen?

Der persönliche Raum symbolisiert dabei die engste und intimste Zone um den eigenen Körper herum.[141] Ein ungewolltes Eindringen in diese Intimdistanz, beispielsweise durch die Verwendung des *Du*, kann dabei u.a. als störend empfunden werden und Stress und Aggressionen auslösen, welche sich negativ auf die Beziehung untereinander auswirken kann.[142] Bedenke man dabei Konfliktsituationen in Teams oder während Mitarbeitergesprächen. Der Einzelne erlebt dieses *Du* unter Umständen als bedrückend und verschlingend und kann ein Bedürfnis nach Flucht entwickeln.[143] Nur mit großer Sympathie dem anderen Gegenüber kann das Durchbrechen der Vertrautheitsdistanz als erträglich oder angenehm empfunden werden.[144]

In den Protokollen der Interviews fand sich u.a. folgende Aussage einer PK zum Duzen: *„Würde unsympathische Leute gerne siezen."*[145] Mit dieser Äußerung zeigt sich das Bestreben nach Abstand zu unsympathischen Menschen. Dieser Abstand ist wohl durch ein *Sie* gewährleistet. Kretzenbacher fand in seinen Forschungen dazu heraus, dass die Verwendung des Personalpronomen *Sie* eine neutrale Sozialdistanz dem Gesprächspartner gegenüber signalisiert und umgekehrt.[146]

Ob das *Du* eine Beziehung zwischen MA untereinander oder zw. MA und FK positiv fördert,

---

138 *IV Anhang S. x*
139 Kretzenbacher 2010 S. 8
140 ebd.
141 Kretzenbacher; Segebrecht 1991 S. 35
142 ebd.
143 Amendt 1999 S. 96
144 Kretzenbacher; Segebrecht 1991 S. 35
145 *IV Anhang S. vii*, Zeile 3/4
146 Kretzenbacher 2010 S. 16

kann nicht eindeutig vorausgesagt werden, da viele Faktoren zwischenmenschlicher Interaktion dies beeinflussen. Die Wirkung der Anrede ist dabei aber nicht zu unterschätzen. Es ist sicherlich stark von der Persönlichkeit des Einzelnen abhängig, ob dieser eine durch ein *Du* wahrgenommene Nähe als angenehm empfindet oder nicht.

Amendt spricht z.b. auch davon, dass bei der Verwendung des *Du* „*die Schwierigkeit Beziehungen herzustellen entfällt, weil der Wunsch nach Nähe nicht in Eigeninitiative selbst realisiert werden muss, sondern diese Nähe als vorgefertigtes Produkt angeboten wird und durch Entrichtung eines Preises erworben und konsumiert werden kann.*"[147]

So gesehen kann das verbindliche *Du* den Anschein erwecken, dass man bereits das Vertrauen, die Achtung & den Respekt, die Kollegialität usw. des anderen bekommt ohne etwas dafür leisten zu müssen. Dabei sehe ich die Gefahr, dass solche Beziehungen auf einer oberflächlichen Ebene verbleiben, was sich auf die Bewältigung von Konflikten untereinander auswirken und somit Einfluss auf das Betriebsklima haben kann. Sie können so weder wahrgenommen noch durchgearbeitet werden. Hat man eine wirkliche Beziehung zueinander aufgebaut fällt es sehr wahrscheinlich leichter den Ursachen von Auseinandersetzungen auf den Grund zu kommen und gemeinsame Lösungen zu finden.

Das die Anrede im Singular Auswirkungen auf die Beziehung zwischen den MA und den FK hat, kann ich demnach bestätigen. Wie diese sich gestaltet, haben die Interaktionspartner trotzdem selbst in der Hand. Es ist möglich mit der Anrede einen positiven Einfluss auf das Zwischenmenschliche zu haben. Dabei ist es hilfreich, wenn man sich gewisser Wirkungen des Duzens, besonders seitens der Führungsebene, bewusst ist. Nur so kann man negativen Entwicklungen die das *Du* betreffen entgegenwirken.

Im folgenden Kapitel möchte ich die Ergebnisse meiner Arbeit nochmals verkürzt aufzeigen und auf das Fazit zu sprechen kommen.

---

147 Amendt 1999 S. 98

6  Schlussbetrachtungen

Ziel meiner Arbeit war es die Frage „Wie kann sich die firmeninterne Anrede *Du* auf das Verhalten von Mitarbeitern und Führungskräften im Gesundheitswesen auswirken?" zu beantworten. Die Anredeform hat, wie wir in den Ausführungen aus Kapitel 4 „Auswertung und Ergebnisse der Experteninterviews" ab S. 19 gesehen haben, durchaus Einfluss auf das Verhalten
der Mitglieder eines Unternehmens im Gesundheitswesen. Dieser kommt in den Bereichen
Kommunikation, Vertrauen, Hierarchie, Höflichkeit, Kollegialität, Solidarität, Achtung & Respekt, Beziehungen und Betriebsklima bzw. Arbeitsklima zum Ausdruck. Das das Duzen Gefühle von Freundlichkeit hervorrufen oder vermindern kann, konnte ich in meiner Arbeit nicht
nachweisen.

Wie sich der Einfluss der Anrede im Singular auf das Verhalten der Mitarbeiter einer Organisation auswirken kann, darauf bin ich im Kapitel 5 „Mögliche Auswirkungen des *Du* im Arbeitsalltag und ihre Folgen" auf S. 33 ff ebenfalls eingegangen.

Zusammenfassend dazu kann gesagt werden, dass es sich von Seiten der Führungsebene bei
der Verwendung des *Du* innerhalb von Organisationen im Gesundheitswesen hauptsächlich
darum handeln soll, das Erleben von Hierarchien zu beeinflussen. Dieses Erleben soll dahingehend verändert werden, dass Barrieren, welche sich durch die soziale Verschiedenheit und
durch unterschiedliche Machtverhältnisse innerhalb der Belegschaft ausdrücken, weniger
spürbar sind. Das Gefühl von Gleichheit soll diese Barrieren vermindern.

Ziel ist es, Vertrauen der MA untereinander und zu den FK aufzubauen und ein Gefühl von
Kollegialität und Solidarität bei allen Angestellten hervorzurufen. Diese Funktion des *Du* wird
von der Führungsebene angestrebt, da diese sich dadurch ein besseres Betriebslima und damit
eine effektivere Zusammenarbeit erhofft.

Auf der Ebene der MA ist festzustellen, dass sich die PK durchaus über diese Funktion des
*Du*, das Hierarchiegefühl zu vermindern, im Klaren sind. Eine Aussage darüber, ob das *Du*
dies auch wirklich leistet, kann ich anhand meiner Ergebnisse nicht treffen, da ich weder eine
Bestätigung noch eine Verneinung diesbezüglich aus den Gesprächsprotokollen herauslesen
konnte.

Abschließend kann aber gesagt werden, dass das Duzen direkten Einfluss auf die von mir aufgezählten Kategorien und die Gefühlsdimensionen von Yamashita hat und damit das Verhalten der Mitglieder eines Unternehmens im Gesundheitswesen beeinflusst. Es wirkt sich somit

indirekt und direkt auf das Betriebsklima aus.

Die Aufgabe einer GL, die das *Du* für alle MA verbindlich einführt, sollte es daher sein, den positiven Aspekten des *Du* weitere entsprechende Elemente zur Verfügung zu stellen, welche sich auf die beschriebenen Kategorien auswirken können. Damit kann die Entwicklung eines förderlichen Betriebsklimas unterstützt werden. Weiter sollte die GL immer die negativen Auswirkungen des verbindlichen *Du's* und die Stimmung der MA im Blick haben da, wie aufgeführt, durch die wachsende Zahl derer, die sich mit dem *Du* nicht wohl fühlen, das Betriebsklima leicht kippen könnte.

Im nächsten Punkt möchte ich die Vorgehensweise dieser Arbeit diskutieren.

### 6.1 Diskussion der wissenschaftlichen Herangehensweise

Um meine Forschungsfrage zu beantworten wählte ich, wie beschrieben, dafür die Methode des explorativen Experteninterviews, welches weitestgehend offen gestaltet wurde. Auch wenn ich innerhalb der Befragungen statistische Daten wie Alter und Dauer der Betriebszugehörigkeit abgefragt habe, kamen diese in meiner Arbeit nur untergeordnet zur Anwendung.

Die Beschäftigungsdauer der Interviewpartner mit dem betreffenden Unternehmen bewegte sich in einer Zeitspanne von zwei bis vier Jahren, was einen eher geringen Unterschied zwischen den Beteiligten ausmacht.

Meine Ausführungen im Kapitel 5.7 „Die Höflichkeit" auf S. 43 zeigen auf, dass der Zeitfaktor eine Rolle für die Wahrnehmung der jeweiligen Anredeform spielen kann. Hier wäre es interessant gewesen herauszufinden, ob sich die mit dem *Du* verknüpften Empfindungen bei MA ähnlich verändern, wenn sie bereits eine Mindestzeit an „Gewöhnungsphase" mit dem Duzen erlebt haben. Dadurch, dass alle Befragten (bis auf die GL) einen nahezu identisch langen Zeitraum in dem Unternehmen angestellt sind, konnte ich keine Aussagen diesbezüglich treffen. Hier wäre eine weitere Forschungsarbeit möglich, die die Beschäftigungsdauer berücksichtigt.

Ebenso wie die Dauer der Anstellung kann auch das Alter für die Anrede eine Rolle spielen, wenn man die in der Erziehung vermittelte Anredeform berücksichtigen will. An den Experteninterviews nahmen Personen einer Alterspanne von 28-56 Jahren teil. Yamashita fand u.a. dazu heraus, dass Personen ab 30 Jahren eine ihnen höher gestellte Person häufiger Duzen als es Personen unter 30 Jahren tun.[148] Der Unterschied war jedoch so minimal (5%), dass man von einem eher geringen Einfluss des Alters auf die Anrede ausgehen kann. In den Experten-interviews kam es diesbezüglich zu keinen aussagekräftigen Äußerungen, weshalb ich Yama-shitas Ergebnisse für die heutige Zeit und für Unternehmen im Gesundheitswesen weder be-stätigen noch widerlegen kann.

Meine Arbeit zeigt die Ergebnisse einer explorativen Forschung im Untersuchungsgebiet „Anrede in Organisationen des Gesundheitswesens". Somit können die Resultate nicht als all-gemein gültige Aussagen verwendet werden. Sie zeigen lediglich eine Richtung dafür auf, mit welchen Themen das Duzen innerhalb von Unternehmen besetzt sein könnte. Weitere entspre-chend empirische Forschungen diesbezüglich sind nötig, um so die gewonnenen Ergebnisse aussagekräftig bestätigen oder widerlegen zu können.

6.2    Ausblick

Nach meiner persönlichen, nicht verifizierten Meinung, wird durch das erzwungene *Du* eine ungewöhnlich hohe Identifikation der MA mit dem Unternehmen eingefordert, auch wenn dies in den Interviews nicht unmittelbar zum Ausdruck kam.

Helmel beschreibt dazu eine Unternehmensform der das Menschenbild der „auserwählten Ge-meinschaft" zu Grunde liegt.[149] Er zeigt auf, dass es dabei auf Grund einer hohen emotionalen Bindung an das Unternehmen vermehrt zu Intrarollenkonflikten bei den MA kommen kann. Diese gestalten sich dadurch, dass beispielsweise eine Kündigung einem inneren und äußeren Verrat an der Gemeinschaft gleich kommen kann.[150]

Aber auch im Berufsalltag kann diese emotionale Bindung eher hinderlich sein, da es nach meiner Erfahrung so schwerer fällt konstruktive Kritik annehmen und geben zu können.

Die Beziehungsebene überwiegt im Kommunikationsprozess (siehe dazu Kapitel 5.1 „Die Kommunikation" auf S. 33) Es kommt letztlich zu der Schwierigkeit das Berufliches und Pri-vates  nur schwer voneinander zu trennen ist. Dies kann übrigens auch ein Faktor sein, der zur Entstehung des Burnout-Syndroms beiträgt, denn das „Nein" sagen fällt ohne Distanz schwe-rer.[151] Meine Vermutungen diesbezüglich zu untersuchen wäre Aufgabe einer Studie, die auch die „Aussteiger" von Duz – Unternehmen berücksichtigt.

---

148 Yamashita 1990 S. 33
149 Helmel 2007 S. 141 ff
150 ebd. S. 141
151 Burisch 2010 S. 56

Eine interessante Aussage einer PDL sei an dieser Stelle noch erwähnt. *„Das Sie stellt eine Art Schutz dar, beim Du ist dieser Schutz nicht so da."*[152] Bausinger erwähnte in diesem Zusammenhang, dass das *Du* nicht nur Barrieren abbaut, sondern auch Schutzräume gefährdet, die nur durch das distanziertere *Sie* garantiert sind.[153] Obwohl diese Aussage aus dem Jahr 1979 stammt, kann sie, wenn man sich die Protokolle der Interviews noch einmal genauer durchliest, für die heutige Zeit ebenfalls noch gelten.

Grundsätzlich ist dem *Du als* verbindliches Element innerhalb der Kommunikation eines Unternehmens, Bedeutung zuzuschreiben. Es ist nicht einfach nur eine Anredeform die einen „Kuschelcharakter" vermittelt, damit sich die Belegschaft als große Familie empfindet. Die Anrede im Singular stellt einen Teil einer Ursache dar, welche auf Veränderungen im Verhalten der MA abzielt. Das *Du* ist in dieser Hinsicht deshalb keineswegs zu unterschätzen aber grundsätzlich als positiv zu bewerten.

Es kommt auf den achtsamen Umgang der Führungskraft damit an und deren Fähigkeit zur Reflexion, ob es dazu beitragen kann, dass Betriebsklima offen und positiv zu gestalten.

---

152 *IV Anhang S. iii* Zeile 11
153 Bausinger 1979 S. 8

# III Quellenverzeichnis

**Ammon, Ulrich** (1972): Zur sozialen Funktion der pronominalen Anrede im Deutschen, in: Linguistik und Literaturwissenschaft, Heft 7, S. 73-88.

**Amendt, Gerhard** (1999): DU ODER SIE, 1945 – 1968 – 1995, Bremen.

**Badura, Bernhard; Schröder, Helmut; Klose, Joachim; Macco, Katrin** (2010): Fehlzeiten-Report 2009. Arbeit und Psyche: Belastungen reduzieren – Wohlbefinden fördern. Zahlen, Daten, Analysen aus allen Branchen der Wirtschaft, Berlin.

**Badura, Bernhard** (2010): Wege aus der Krise, in: Fehlzeiten-Report 2009. Arbeit und Psyche: Belastungen reduzieren – Wohlbefinden fördern. Zahlen, Daten, Analysen aus allen Branchen der Wirtschaft, S. 3-11, Berlin.

**Bausinger Herrmann** (1979): Sie oder Du? Zum Wandel der pronominalen Anrede im Deutschen, in: Sprache und Sprechen. Festschrift für Eberhard Zwirner zum 80. Geburtstag, S. 3-11, Tübingen.

**Besch, Werner** (1998): Duzen, Siezen, Titulieren. Zur Anrede im Deutschen heute und gestern, 2. Aufl., Göttingen.

**Besch, Werner; Wolf, Norbert Richard** (2009): Geschichte der deutschen Sprache. Längsschnitte – Zeitstufen – Linguistische Studien, Berlin.

**Bogner, Alexander; Littig, Beate; Menz, Wolfgang** (2005): Das Experteninterview. Theorie, Methode, Anwendung, 2. Aufl., Wiesbaden.

**Bogner, Alexander; Menz, Wolfgang** (2005): Das theoriegenerierende Experteninterview – Erkenntnisinteresse, Wissensform, Interaktion, in: Das Experteninterview. Theorie, Methode, Anwendung S. 33-70, 2. Aufl., Wiesbaden.

**Braun, Friederike; Kohz, Armin; Schubert, Klaus** (1986): Anredeforschung. Kommentierte Bibliographie zur Soziolinguistik der Anrede, Tübingen.

**Brecht, Ulrich** (2005): BWL für Führungskräfte. Was Entscheider im Unternehmen wissen müssen, Wiesbaden.

**Burisch, Matthias** (2010): Das Burnout-Syndrom. Theorie der inneren Erschöpfung, 4. Aufl., Berlin Heidelberg.

**Commer, Heinz; v. Thadden, Johannes** (1999): Managerknigge 2000. Das internationale ABC der erfolgreichen Umgangsformen, 2. Aufl., München.

**Duden** (2010): Duden. Das Synonymwörterbuch. Ein Wörterbuch sinnverwandter Wörter, Band 8, 5. Aufl., Mannheim.

**Duden** (2010): Das Bedeutungswörterbuch. Wortbildung und Wortschatz. Ein Lernwörterbuch mit Bedeutungsangaben, Anwendungsbeispielen und Abbildungen, mit sinn- und sachverwandten Wörtern und den Bausteinen des Wortschatzes, Band 10, 4. Aufl., Mannheim.

**Duden** (2001): Duden. Etymologie. Herkunftswörterbuch der deutschen Sprache, Band 7, 3. Aufl., Mannheim.

**Eichinger, Ludwig M.; Dalmas, Martine (Hg)** (2010): Deutsche Srache. Zeitschrift für Theorie, Praxis und Dokumentation, Heft 1, Berlin.

**Franz, Norman** (2011): Die Erkundung organisationaler Umwelten. Eine qualitative Studie der Kommunikationswahrnehmungen von Leitungspersonen im Gesundheitswesen, Heidelberg.

**Frindte, Wolfgang** (2001): Einführung in die Kommunikationspsychologie, Weinheim und Basel.

**Fuchs-Heinritz, Werner; Lautmann, Rüdiger; Rammstedt, Otthein; Wienold, Hans** (2007): Lexikon zur Soziologie, 4. Aufl., Wiesbaden.

**Gläser, Jochen; Laudel, Grit** (2010): Experteninterviews und qualitative Inhaltsanalyse als Instrumente rekonstruierender Untersuchungen, 4. Aufl., Wiesbaden.

**Hangebrauck, Uta-Maria; Kock, Klaus; Kutzner, Edelgard; Muesmann, Gabriele** (2008): Handbuch Betriebsklima, 2. Aufl., München und Mering.

**Helmel, Ulrich** (2007): Wert und Werte. Ethik für Manager – Ein Leitfaden für die Praxis, München.

**Höflich, Joachim R.** (1985): Kommunikation im Krankenhaus. Aspekte zwischenmenschlicher Beziehungen im pflegerischen Bereich, Augsburg.

**Institut für Demoskopie Allensbach** (2003): Weniger schnell per Du. Allensbacher Berichte Nr. 9, Allensbach.

**Keller, Rudi** (2003): Sprachwandel. Von der unsichtbaren Hand in der Sprache, 3. Aufl., Tübingen und Basel.

**Kohz, Armin** (1982): Linguistische Aspekte des Anredeverhaltens. Untersuchungen am Deutschen und Schwedischen. Mit einer selektiven Bibliographie zur Linguistik der Anrede und des Grußes, Tübingen.

**Kopp, Johannes; Schäfers, Bernhard** (2010): Grundbegriffe der Soziologie, 10. Aufl., Wiesbaden.

**Kretzenbacher, Heinz Leonhard; Segebrecht, Wulf** (1991): Vom Sie zum Du – mehr als eine neue Konvention?, Hamburg und Zürich.

**Kretzenbacher, Heinz Leonhard** (2010): *„Man ordnet ja bestimmte Leute irgendwo ein für sich …"*, Anrede und soziale Deixis in: Deutsche Sprache, Zeitschrift für Theorie, Praxis, Dokumentation, Heft 1, Seite 1-18, Berlin.

**Lamnek, Siegfried** (2010): Qualitative Sozialforschung, 5. Aufl., Weinheim und Basel.

**Laus, Doris; Bichler Daniela** (2006): Psychologische Begriffsbestimmungen 2006: http://www.stangl.eu/psychologie/definition/Kommunikation.shtml: Kommunikation, letzter Aufruf am 23.12.2011, 14:24 Uhr.

**Mayring, Philipp** (2010): Qualitative Inhaltsanalyse. Grundlagen und Techniken, 11. Aufl., Weinheim und Basel.

**Meuser, Michael; Nagel, Ulrike** (2005): ExpertInneninterviews – vielfach erprobt, wenig bedacht. Ein Beitrag zur qualitativen Methodendiskussion, in: Das Experteninterview. Theorie, Methode, Anwendung, S. 71-94, 2. Aufl., Wiesbaden.

**Möller, Peter** (2011): philotex. Internetlexikon zur Philosophie: http://www.philolex.de/fremdwor.htm#hierarchie: Hierarchie, letzter Aufruf am 16.11.2011, 17:25 Uhr.

**Nagatomo, Masami Th.** (1986): Die Leistung der Anrede- und Höflichkeitsformen in den sprachlichen zwischenmenschlichen Beziehungen. Ein Vergleich der soziativen Systeme im Japanischen und Deutschen, Münster.

**Neubauer, Walter; Rosemann, Bernhard** (2006): Führung, Macht und Vertrauen in Organisationen, Stuttgart.

**Oppermann-Weber, Ursula** (2001): Handbuch Führungspraxis. Führung, Führungskräfte Führungskompetenzen. Organisation der Bereiche der Mitarbeiterführung. Zielvereinbarungen, Motivation und Delegation, Berlin.

**Petermann, Franz** (1985): Psychologie des Vertrauens, Salzburg.

**Riehl, Claudia Maria** (2009): Sprachkontaktforschung. Eine Einführung, 2. Aufl., Tübingen.

**Sat 1 Bayern** (2011): Oberstaufen machts vor – Duzen ist in Bayern in. Der Luftkurort macht Besucher ganz schnell zu Freunden: http://www.sat1bayern.de/news/oberstaufen-machts-vor-duzen-ist-in-bayern-in/, letzter Aufruf am 16.11.2011, 14:16 Uhr.

**Schelenz, Bernhard; Fleck, Sabine** (2008): Kommunikation im Krankenhaus. Ein Leitfaden zur Gestaltung der Kunden- und Mitarbeiteransprache, Mannheim.

**Schlotter, Rainer** (2007): Masterarbeit, Betriebsklima und Führung. Theoretische Überlegungen und Perspektiven für die Personalentwicklung. Evangelische Fachhochschule Nürnberg, Fachbereich Sozialwesen, Masterstudiengang Sozialmanagement, Nürnberg.

**Simon, Walter** (2009): GABALs großer Methodenkoffer. Führung und Zusammenarbeit, 2. Aufl., Offenbach.

**Spieß, Erika; v. Rosenstiel, Lutz** (2010): Organisationspsychologie. Basiswissen, Konzepte und Anwendungsfelder, München.

**Steffens, Udo; Westenbaum, Alexander (Hg.)** ( 2006): Kompendium Management in Banking & Finance. Band 2 – Prozesssteuerung und Führungsverhalten, 6. Aufl., Frankfurt am Main.

**Stroebe, Rainer W.** (2001): Kommunikation I. Grundlagen – Gerüchte – Schriftliche Kommunikation, 6.Aufl., Heidelberg.

**Sochatzy, Stefan** (2008): Interne Kommunikation: Wer nach außen glänzen will, muss innen polieren, in: Kommunikation im Krankenhaus. Ein Leitfaden zur Gestaltung der Kunden- und Mitarbeiteransprache, S. 169-188, Mannheim.

**Ternes, Doris** (2008): Kommunikation – eine Schlüsselqualifikation. Einführung zu wesentlichen Bereichen zwischenmenschlicher Kommunikation, Paderborn.

**v. Reizenstein, Irene** (1961): Solidarität und Gleichheit. Ordnungsvorstellungen im deutschen Gewerkschaftsdenken nach 1945, Berlin.

**v. Rosenstiel, Lutz** (2008): Betriebsklima und Leistung – eine wissenschaftliche Standortbestimmung, in: Handbuch Betriebsklima, S. 23-38, München und Mehring.

**Walenta, Christa; Kirchler, Erich** (2011): Führung, Wien.

**Wendelin, Küpers; Weibler, Jürgen** (2005): Emotionen in Organisationen, Stuttgart.

**Yamashita, Hitoshi** (1990): Vom Sie zum Du? – Eine Empirische Erhebung zu Funktion und Gebrauch der Deutschen Anredepronomen, Duisburg.

**Ziegler, Uta** (2004): Eine erklärende Darstellung der Entwicklung der pronominalen Anredeformen. Hausarbeit zur Erlangung des Grades Magistra Artium der philosophischen Fakultät der Heinrich-Heine-Universität Düsseldorf, Düsseldorf.

**Zwirner, Eberhard; Ezawa, Kennosuke; Bethge, Wolfgang** (1979): Sprache und Sprechen. Festschrift für Eberhard Zwirner zum 80. Geburtstag, Tübingen.

# Anhangsverzeichnis

1. Interviewprotokoll der Befragung mit der Geschäftsleitung eines Unternehmens im Gesundheitssektor................................................................................ *i*

2. Interviewleitfaden für Pflegedienstleitungen (PDL) und Pflegekräfte (PK).............. *ii*

3. Interviewprotokolle der Befragungen mit

                a) den Pflegedienstleitungen (PDL)............................. *iii*
                b) den Pflegekräften (PK)............................................. *v*

4. Auswertung der Experteninterviews – 1. Analyse.................................................... *ix*

5. Auswertung der Experteninterviews – 2. Analyse.................................................... *xi*

6. Eidesstattliche Erklärung....................................................................................... *xiv*

# 1. Interviewprotokoll der Befragung mit der Geschäftsleitung eines Unternehmens im Gesundheitssektor

**Frage Interviewer**: Welche Intention liegt deiner Entscheidung zu Grunde, das *Du* für alle Mitarbeiter deines Unternehmens verbindlich einzuführen?

**Antwort Experte GL:**

*Zeile 1*   Die Einführung des *Du* ist vor allem für Personal in LP gedacht.

*Zeile 2*   LP sollen durch das *Du* dazu gezwungen werden, mit ihren MA auf Augenhöhe

*Zeile 3*   zu kommunizieren, denn es ist meiner Erfahrung nach häufig so, dass MA aus der

*Zeile 4*   Pflege, die in höhere Positionen aufsteigen, glauben, dass sie etwas besseres sind

*Zeile 5*   und das will ich durch das *Du* unterbinden.

*Zeile 6*   Das *Du* soll mehr Nähe zu den MA schaffen, so ist die Hürde kleiner auch über

*Zeile 7*   Dinge zu sprechen, die die persönliche Ebene der MA betreffen.

*Zeile 8*   Es hat die Funktion der Erdung.

*Zeile 9*   Das *Du* soll Barrieren abbauen.

*Zeile 10*   Es soll eine Vertrauensebene schaffen.

*Zeile 11*   Es beeinflusst, meiner Meinung nach, die Atmosphäre einer Firma positiv.

*Zeile 12*   Das *Sie* dagegen verursacht eine Distanz, hinter der man sich verstecken kann.

## 2. Interviewleitfaden für Pflegedienstleitungen (PDL)

## und Pflegekräfte (PK)

1. Welche Intention liegt deiner Meinung nach der Entscheidung zu Grunde, das *Du* für alle Mitarbeiter eines Unternehmens verbindlich einzuführen?

2. Verändert das *Du* deine Beziehung zu deinen Kollegen und Vorgesetzten/Mitarbeitern?
- Hast du einen Vergleich mit anderen Arbeitsstellen in denen das *Sie* vorherrschte?

3. Wenn ja...inwiefern?

4. Welche Konsequenzen hat für dich das *Du* im Umgang mit Kollegen und Vorgesetzten/Mitarbeitern?

5. Hast du negative Erfahrungen damit gemacht?
z.B. Absagen können bei Einspringen

6. Hast du positive Erfahrungen damit gemacht?

7. Wie alt bist du?

8. Wie lange arbeitest du schon in diesem Unternehmen als PDL/PK?

## 3. Interviewprotokolle der Befragungen mit:

## a) den Pflegedienstleitungen (PDL)

### PDL 1

**Frage Interviewer:** Welche Intention liegt deiner Meinung nach der Entscheidung zu Grunde, das *Du* für alle Mitarbeiter eines Unternehmens verbindlich einzuführen?

**Antwort Experte PDL 1:**

Zeile 1    Innerhalb der Firma herrscht ein eher laissez-fairer Führungsstil, das bedeutet,

Zeile 2    das wir es anstreben auf Augenhöhe miteinander zu kommunizieren.

Zeile 3    Meiner Meinung nach hat jeder einen Platz im Unternehmen, der eine Aufgabe

Zeile 4    erfüllt. Bürohilfen, PK, PDL's sind für einen bestimmten Bereich zuständig.

Zeile 5    Somit gibt es keine klassische Hierarchieform. Außerdem ist es eine Arbeit im

Zeile 6    sozialen Bereich.

Zeile 7    Die *Du* – Form unterstützt dieses System, in dem es darum geht auf

Zeile 8    Augenhöhe zu sein und auf dieser Ebene miteinander zu arbeiten.

**Frage Interviewer:** Wie unterstützt die *Du* – Form dieses System?

**Antwort Experte PDL 1:**

Zeile 9    Sie schafft einen persönlichen Zugang zu den MA,

Zeile 10    MA können so auf einen zu kommen.

Zeile 11    Das *Sie* stellt eine Art Schutz dar, beim *Du* ist dieser Schutz nicht so da.

**Frage Interviewer:** Verändert das *Du* deine Beziehung zu den Mitarbeitern im Vergleich zum *Sie*?

**Antwort Experte PDL 1:**

Zeile 12    Ja, es verbindet mehr und die Gespräche sind offener.

Zeile 13    Im Vergleich zu einem klassischen Personalgespräch mit *Sie* schafft es mehr

Zeile 14    Nähe.

**Frage Interviewer:** Hast du negative Erfahrungen mit dem *Du* gemacht?

**Antwort Experte PDL 1:**

Zeile 15    Nein. Ich habe keine Probleme damit, da wir ohnehin in einem sehr

Zeile 16    emotionalen Bereich arbeiten.

| | |
|---|---|
| *Zeile 17* | Es behindert nicht, sondern bereichert eher. |
| *Zeile 18* | Es hilft Barrieren zu brechen. |
| *Zeile 19* | FK zeichnet sich nicht durch Siezen aus |
| *Zeile 20* | Respekt vor den MA wird nicht durch das Siezen erreicht sondern lediglich |
| *Zeile 21* | durch Leistung, Flexibilität und Kooperationsbereitschaft. |

<u>Angaben zur Person</u>

Alter: 28

Berufserfahrung als PDL: 3 Jahre bei gleicher Anstellung

---

## PDL 2

**Frage Interviewer:** Welche Intention liegt deiner Meinung nach der Entscheidung zu Grunde, das *Du* für alle Mitarbeiter eines Unternehmens verbindlich einzuführen?

**Antwort Experte PDL 2:**

| | |
|---|---|
| *Zeile 1* | Die familiäre Philosophie soll erhalten bleiben. |
| *Zeile 2* | Die Hierarchien sollen nicht spürbar sein. |
| *Zeile 3* | Die Hemmschwelle von MA zu FK soll gesenkt werden. |

**Frage Interviewer:** Verändert das *Du* deine Beziehung zu den Mitarbeitern im Vergleich zum *Sie?*

**Antwort Experte PDL 2:**

| | |
|---|---|
| *Zeile 4* | Ja. |

**Frage Interviewer:** Inwiefern?

**Antwort Experte PDL 2:**

| | |
|---|---|
| *Zeile 5* | Durch das *Du* kommt man auf eine Ebene mit den MA. |
| *Zeile 6* | Die Kommunikationsebene zw. den MA ist gleich, durch das *Sie* ist die PDL |
| *Zeile 7* | automatisch eine Stufe höher. |
| *Zeile 8* | Durch das *Du* entsteht eine beinahe freundschaftliche Beziehung zu den MA. |

**Frage Interviewer:** Hast du negative Erfahrungen mit dem *Du* gemacht?

**Antwort Experte PDL 2:**

| | |
|---|---|
| *Zeile 9* | Nein. |

**Frage Interviewer:** Was sind deine positiven Erfahrungen damit?

**Antwort Experte PDL 2:**

*Zeile 10*  Tiefe Beziehungen zu den MA.

*Zeile 11*  Es beflügelt das Arbeitsklima.

*Zeile 12*  Probleme von MA können mit PDL schneller angesprochen werden.

**Frage Interviewer:** Empfindest du es als schwierig mit einem *Du* deinem Gegenüber Autorität zu vermitteln?

**Antwort Experte PDL 2:**

*Zeile 13*  Für mich persönlich ist es nicht schwierig, denn Autorität bedeutet für mich

*Zeile 14*  nicht, sich durch ein *Sie* hervor zu heben oder sich als "besser" darzustellen,

*Zeile 15*  sondern Autorität erarbeitet man sich bei seinen MA durch das was man leistet

*Zeile 16*  - fachliches Wissen, Kompetenz, authentisches Auftreten.

*Zeile 17*  Daher wird man auch als Autoritätsperson geachtet, auch wenn man mit *Du*

*Zeile 18*  und Vornamen angesprochen wird.

<u>Angaben zur Person</u>

Alter: 34

Berufserfahrung als PDL: 3 Jahre bei gleicher Anstellung

## b) den Pflegekräften

### PK 1

**Frage Interviewer:** Welche Intention liegt deiner Meinung nach der Entscheidung zu Grunde, das *Du* für alle Mitarbeiter deines Unternehmens verbindlich einzuführen?

**Antwort Experte PK 1:**

*Zeile 1*  Gleichheit.

*Zeile 2*  Das *Du* fördert die Gleichheit unter uns.

*Zeile 3*  Wir sollen uns als großes Team fühlen.

**Frage Interviewer:** Funktioniert es?

**Antwort Experte PK 1:**

*Zeile 4*  Ja. Es fällt so leichter miteinander ins Gespräch zu kommen.

**Frage Interviewer:** Verändert das *Du* deine Beziehung zu den Mitarbeitern und Vorgesetzten im Vergleich zum *Sie*?

**Antwort Experte PK 1:**

*Zeile 5*     Der Chef bleibt ja trotzdem der Vorgesetzte.

*Zeile 6*     Vielleicht ist die Zugehörigkeit untereinander besser.

**Frage Interviewer**: Hast du negative Erfahrungen mit dem *Du* gemacht?

**Antwort Experte PK 1:**

*Zeile 7*     Nein, bei dem jetzigen Unternehmen nicht. Es war am Anfang zwar komisch,

*Zeile 8*     weil ich anders erzogen worden bin, aber als ich mich daran gewöhnt hatte war

*Zeile 9*     es gut.

*Zeile 10*    Woanders schon. Da habe ich mit Kollegen zusammen gearbeitet die ich schon

*Zeile 11*    aus meiner Schulzeit kannte. Wir haben uns dann zwar geduzt, aber gut ver-

*Zeile 12*    standen habe ich mich mit denen deshalb nicht. Die haben gleich gedacht die

*Zeile 13*    können mir in meine Arbeit rein pfuschen. Der Abstand hat da gefehlt. Ich habe

*Zeile 14*    mich da eher mit denen gut verstanden, die ich gesiezt habe.

**Frage Interviewer:** Fällt es dir vielleicht schwerer „Nein" zu deinen Vorgesetzten zu sagen?

**Antwort Experte PK 1:**

*Zeile 15*    Nein. Ganz und gar nicht. Das hat damit überhaupt nichts zu tun.

**Frage Interviewer**: Wie lange arbeitest du schon als PK?

**Antwort Experte PK 1:**

*Zeile 16*    2 Jahre bei dem jetzigen Unternehmen und vorher habe ich 7 Jahre in einem

*Zeile 17*    Altenheim gearbeitet. Der Chef dort wollte sogar, dass wir uns im Team

*Zeile 18*    untereinander siezen. Wir haben das aber nicht gemacht. Der hatte uns da nix

*Zeile 19*    zu sagen. Auch die PDL hat gesagt das sie sich nicht daran halten wird. Wir

*Zeile 20*    fanden das einfach komisch zusammen zu arbeiten und sich nicht duzen zu

*Zeile 21*    dürfen.

**Frage Interviewer**: Warum glaubst du, wollte der Chef das ihr euch untereinander siezt?

**Antwort Experte PK 1:**

*Zeile 22*    Der hatte irgendwie eh so ein Hierarchiedenken. Der wollte auch das wir uns

| | |
|---|---|
| *Zeile 23* | mit unserer Fachbezeichnung ansprechen. Z.B. Pflegehelfer oder so. Und das |
| *Zeile 24* | die Krankenschwestern auch immer als solche genannt werden, damit man |
| *Zeile 25* | die Unterschiede zw. allen weiß. |
| *Zeile 26* | Aber uns war das egal. Wir haben uns allgemein als Pflegekräfte bezeichnet. |

<u>Angaben zur Person</u>

Alter: 56

Berufserfahrung als PK: 2 Jahre bei gleicher Anstellung, 7 Jahre in einem Altenheim

---

## PK 2

**Frage Interviewer:** Welche Intention liegt deiner Meinung nach der Entscheidung zu Grunde, das *Du* für alle Mitarbeiter deines Unternehmens verbindlich einzuführen?

**Antwort Experte PK 2:**

| | |
|---|---|
| *Zeile 1* | Hierarchien abbauen. |
| *Zeile 2* | Alle sollen gleich behandelt werden. |

**Frage Interviewer:** Funktioniert es?

**Antwort Experte PK 2:**

| | |
|---|---|
| *Zeile 3* | Weiß es nicht. Hatte oft ein anderes Gefühl. Würde unsympathische Leute |
| *Zeile 4* | gerne siezen. |

**Frage Interviewer:** Warum?

**Antwort Experte PK 2:**

| | |
|---|---|
| *Zeile 5* | *Sie* ist ein Zeichen von Respekt. Durch das *Sie* habe ich mehr Distanz als beim |
| *Zeile 6* | *Du*. |

**Frage Interviewer:** Verändert das *Du* deine Beziehung zu deinen Kollegen und Vorgesetzten? Z.B. innerhalb von Konflikten?

**Antwort Experte PK 2:**

| | |
|---|---|
| *Zeile 7* | Durch ein *Du* rutscht man schneller ins Abwertende. Die Distanz kann nicht |
| *Zeile 8* | gewahrt werden. Deshalb sieze ich die Eltern der Kinder, die ich betreue um |
| *Zeile 9* | diese Distanz aufrecht zu erhalten. |

**Frage Interviewer:** Und unter Kollegen?

**Antwort Experte PK 2:**

*Zeile 10*     Komme damit klar. Bei Älteren habe ich mehr Probleme sie zu duzen

**Frage Interviewer:** Hast du negative Erfahrungen mit dem Duzen gemacht?

**Antwort Experte PK 2:**

*Zeile 11*     Ich habe die Eltern eines Patienten geduzt, der mir das *Du* angeboten hat, aber

*Zeile 12*     die spielten dann die Schwestern gegeneinander aus. Da ist es auch schwer

*Zeile 13*     möglich wieder zurück zum *Sie* zu gehen.

**Frage Interviewer:** Hast du einen Vergleich mit der Anrede *Sie* im Arbeitsverhältnis?

**Antwort Experte PK 2:**

*Zeile 14*     Ich habe vorher 5 1/2 Jahre in einer Frauenarztpraxis mit meinem Chef zu-

*Zeile 15*     sammen gearbeitet. Wir haben uns gesiezt weil wir sehr eng zusammen

*Zeile 16*     arbeiten mussten und wegen den Patientinnen. Wirkt so seriöser.

*Zeile 17*     Nachdem ich da aufgehört habe zu arbeiten, haben wir uns geduzt.

**Frage Interviewer:** Ist es jetzt einfacher mit dem *Du*?

**Antwort Experte PK 2:**

*Zeile 18*     Jain. Es fällt mir immer noch schwer z.B. den Geschäftsführer oder den

*Zeile 19*     Mediator zu duzen.

**Frage Interviewer:** Warum fällt es dir immer noch schwer diese Leute zu duzen?

**Antwort Experte PK 2:**

*Zeile 20*     Es liegt glaube ich einfach an der Ausgangssituation. M. ist einige Jahre

*Zeile 21*     älter als ich und ich habe mal gelernt, ältere Menschen mit *Sie* anzusprechen.

*Zeile 22*     Und bei G.. ist es so, dass er nun mal der "Chef" ist.

*Zeile 23*     Wenn ich G. nicht als meinen sozusagen Chef kennengelernt hätte, würde es

*Zeile 24*     sicher kein Problem für mich sein *Du* zu ihm zu sagen, er ist ja ein sehr

*Zeile 25*     sympathischer Mann.

<u>Angaben zur Person</u>

Alter: 32

Berufserfahrung als PK: 4 Jahre bei gleicher Anstellung, vorher 51/2 Jahre in einer Frauenarztpraxis

# 4. Auswertung der Experteninterviews – 1. Analyse

| Ansprüche und Einflüsse des Duzens auf | Zitate | Textstellen |
|---|---|---|
| die *Kommunikation* | „…auf Augenhöhe miteinander kommunizieren…" | S. i, Zeile 2-3 (GL) S. iii, Zeile 2 (PDL 1) |
| | „Die Kommunikationsebene zw. den MA ist gleich,… | S. iv, Zeile 6 (PDL 2) |
| | „…Gespräche sind offener…" | S. iii, Zeile 12 (PDL 1) |
| | „…fällt so leichter miteinander ins Gespräch zu kommen." | S. v, Zeile 4 (PK 1) |
| | „…über Dinge sprechen, die die persönliche Ebene der MA betreffen." | S. i, Zeile 7 (GL) |
| | „Probleme von MA können mit PDL schneller angesprochen werden." | S. v, Zeile 12 (PDL 2) |
| das *Vertrauen* | „Es soll eine Vertrauensebene schaffen." | S. i, Zeile 10 (GL) |
| | „…über Dinge sprechen, die die persönliche Ebene der MA betreffen." | S. i, Zeile 7 (GL) |
| | „…Gespräche sind offener." | S. iii, Zeile 12 (PDL 1) |
| | „Probleme von MA können mit PDL schneller angesprochen werden." | S. v, Zeile 12 (PDL 2) |
| das Erleben von *Hierarchien* | „…gibt es keine klassische Hierarchieform." | S. iii, Zeile 5 (PDL 1) |
| | „Die Hierarchien sollen nicht spürbar sein." | S. iv, Zeile 2 (PDL 2) |
| | „Der Chef bleibt ja trotzdem der Vorgesetzte." | S. vi, Zeile 5 (PK 1) |

| Ansprüche und Einflüsse des Duzens auf | Zitate | Textstellen |
|---|---|---|
| | „Hierarchien abbauen." „Wenn ich G. nicht als sozusagen meinen Chef kenngelernt hätte, würde es sicher kein Problem für mich sein *Du* zu ihm zu sagen." | S. vii, Zeile 1 (PK 2) S. viii, Zeile 23/24 (PK 2) |
| die *Beziehungen* zw. den MA | „...mehr Nähe zu den MA schaffen." | S. i, Zeile 6 (GL) |
| | „...es verbindet mehr." | S. iii, Zeile 12 (PDL 1) |
| | „...mehr Nähe." | S. iii, Zeile 13/14 (PDL 1) |
| | „...eine beinahe freundschaftliche Beziehung zu den MA." | S. iv, Zeile 8 (PDL 2) |
| | „Tiefe Beziehungen zu den MA." | S. v, Zeile 10 (PDL 2) |
| | „Vielleicht ist die Zugehörigkeit untereinander besser." | S. vi, Zeile 6 (PK 1) |
| | „Abstand hat da gefehlt" | S. vi, Zeile 13 (PK 1) |
| | „Gut verstanden habe ich mich mit denen deshalb nicht." | S. vi, Zeile 11/12 (PK 1) |
| | „Durch das *Sie* habe ich mehr Distanz als beim *Du*." | S. vii, Zeile 5/6 (PK 2) |
| | „Die Distanz kann nicht gewahrt werden." | S. vii, Zeile 7/8 (PK 2) |
| | „Würde unsympathische Leute gerne siezen." | S. vii, Zeile 3/4 (PK 2) |
| das *Betriebsklima/Arbeitsklima* | „Es beeinflusst,...,die Atmosphäre einer Firma positiv." | S. i, Zeile 11 (GL) |
| | „Es beflügelt das Arbeitsklima." | S. v, Zeile 11 (PDL 2) |
| | „Wir sollen uns als großes Team fühlen." | S. v, Zeile 3 (PK 1) |
| | „Vielleicht ist die Zugehörigkeit untereinander besser." | S. vi, Zeile 6 (PK 1) |

| Ansprüche und Einflüsse des Duzens auf | Zitate | Textstellen |
|---|---|---|
| | „Gut verstanden habe ich mich mit denen deshalb nicht." | S. vi, Zeile 11/12 (PK 1) |

Abb. a) Ergebnisse der Experteninterviews – 1. Analyse (eigene Darstellung)

## 5. Auswertung der Experteninterviews – 2. Analyse

| Gefühle in Verbindung mit dem Duzen von Höher-/Gleichgestellten | Zitate | Textstellen |
|---|---|---|
| *Vertrautheit* | „Es soll eine Vertrauensebene schaffen." | S. i, Zeile 10 (GL) |
| | „...über Dinge sprechen, die die persönliche Ebene der MA betreffen." | S. i, Zeile 7 (GL) |
| | „...Gespräche sind offener." | S. iii, Zeile 12 (PDL 1) |
| | „Probleme von MA können mit PDL schneller angesprochen werden." | S. v, Zeile 12 (PDL 2) |
| *Kollegialität* | „...auf Augenhöhe miteinander kommunizieren..." | S. i, Zeile 2-3 (GL) S. iii, Zeile 2 (PDL 1) |
| | „Somit gibt es keine klassische Hierarchieform." | S. iii, Zeile 5 (PDL 1) |
| | „...auf Augenhöhe zu sein..." | S. iii, Zeile 8 (PDL 1) |
| | „Die Hierarchien sollen nicht spürbar sein." | S. iv, Zeile 2 (PDL 2) |
| | „...kommt man auf eine Ebene mit den MA." | S. iv, Zeile 5 (PDL 2) |
| | „Die Kommunikationsebene zw. den MA ist gleich..." | S. iv, Zeile 6 (PDL 2) |
| | „Gleichheit" | S. v, Zeile 1 (PK 1) |
| | „Das *Du* fördert die Gleichheit unter uns." „Der Chef bleibt ja trotzdem der Vorgesetzte." | S. v, Zeile 2 (PK 1) S. vi, Zeile 5 (PK 1) |
| | „Hierarchien abbauen." | S. vii, Zeile 1 (PK 2) |

| Gefühle in Verbindung mit dem Duzen von Höher-/Gleichgestellten | Zitate | Textstellen |
|---|---|---|
| | „Alle sollen gleich behandelt werden." | S. vii, Zeile 2 (PK 2) |
| | „Wenn ich G. nicht als sozusagen meinen Chef kenngelernt hätte, würde es sicher kein Problem für mich sein *Du* zu ihm zu sagen." | S. viii, Zeile 22-24 (PK 2) |
| *Freundlichkeit* | - | - |
| *Solidarität* | „Das *Du* soll Barrieren abbauen." | S. i, Zeile 9 (GL) |
| | „Ja, es verbindet mehr..." | S. iii, Zeile 12 (PDL 1) |
| | „Es hilft Barrieren zu brechen."<br>„Die Hemmschwelle von MA zu FK soll gesenkt werden." | S. iv, Zeile 18 (PDL 1)<br>S. iv, Zeile 3 (PDL 2) |
| | „Probleme von MA können mit PDL schneller angesprochen werden." | S. v, Zeile 12 (PDL 2) |
| | „Wir sollen uns als großes Team fühlen." | S. v, Zeile 3 (PK 1) |
| | „Vielleicht ist die Zugehörigkeit untereinander besser." | S. vi, Zeile 6 (PK 1) |
| *Achtung & Respekt* | „...auf Augenhöhe miteinander kommunizieren | S. i, Zeile 2/3 (GL) |
| | „...glauben, dass sie etwas besseres sind und das will ich durch das *Du* unterbinden." | S. i, Zeile 4/5 (GL) |
| | „Meiner Meinung nach hat jeder einen Platz im Unternehmen der eine Aufgabe erfüllt.<br>Das *Du* unterstützt dieses System, indem es darum geht auf Augenhöhe zu sein und auf dieser Ebene miteinander zu arbeiten." | S. iii, Zeile 3/4 (PDL 1)<br><br>S. iii, Zeile 7/8 (PDL 1) |
| | „Respekt vor den MA wird nicht durch das Siezen erreicht, sondern lediglich durch Leistung, Flexibilität und Kooperationsbereitschaft" | S. iv, Zeile 20/21 (PDL 1) |
| | „Die Kommunikationsebene zw. den MA ist gleich, durch das *Sie* ist die PDL automatisch eine Stufe höher.<br>„Daher wird man auch als Autoritätsperson geachtet, wenn man mit *Du* und Vornamen angesprochen wird." | S. iv, Zeile 6/7 (PDL 2)<br><br>S. v, Zeile 17/18 (PDL 2) |

| Gefühle in Verbindung mit dem Duzen von Höher-/Gleichgestellten | Zitate | Textstellen |
|---|---|---|
| | „Sie ist ein Zeichen von Respekt." | S. vii, Zeile 5 (PK 2) |
| | „Durch ein *Du* rutscht man schneller ins Abwertende." | S. vii, Zeile 7 (PK 2) |
| *Höflichkeit* | „Die haben gleich gedacht die können mir in meine Arbeit rein pfuschen." | S. vi, Zeile 12/13 (PK 1) |
| | „Würde unsympathische Leute gerne siezen." | S. vii, Zeile 3/4 (PK 2) |
| | „Durch ein *Du* rutscht man schneller ins Abwertende." | S. vii, Zeile 7 (PK 2) |
| | „...und ich habe mal gelernt, ältere Menschen mit *Sie* anzusprechen." | S. viii, Zeile 21 (PK 2) |

Abb. b) Ergebnisse der Experteninterviews – 2. Analyse (eigene Darstellung)

Lightning Source UK Ltd.
Milton Keynes UK
UKHW040739150819
348022UK00001B/267/P

9 783656 164814